新人看護師の成長を支援する
On-the-Job Training
OJT

西田朋子
日本赤十字看護大学准教授

医学書院

〔著者略歴〕
西田朋子(にしだともこ)
日本赤十字看護大学准教授
日本赤十字看護大学卒業．日本赤十字看護大学大学院看護学研究科博士後期課程修了（看護教育学専攻）．
国家公務員共済組合連合会虎の門病院において，病棟看護師，看護教育部（院内教育担当者）として勤務．日本赤十字看護大学で助手，講師を経て，2015年より現職．
著書に『看護管理ファーストブック』（学研メディカル秀潤社：共著）『看護師になるには』（ぺりかん社：共著）がある．主な研究テーマは新人看護師の教育や支援に関する内容，看護継続教育全般にかかわる内容である．また，研修講師として，新人看護師指導者研修，院内教育担当者等に関する研修講師も行っている．

新人看護師の成長を支援するOJT

発　　行　2016年4月1日　第1版第1刷©
　　　　　2021年11月1日　第1版第5刷
著　　者　西田朋子
発行者　株式会社　医学書院
　　　　　代表取締役　金原　俊
　　　　　〒113-8719　東京都文京区本郷1-28-23
　　　　　電話　03-3817-5600（社内案内）
印刷・製本　アイワード

本書の複製権・翻訳権・上映権・譲渡権・貸与権・公衆送信権（送信可能化権を含む）は株式会社医学書院が保有します．

ISBN978-4-260-02525-6

本書を無断で複製する行為（複写，スキャン，デジタルデータ化など）は，「私的使用のための複製」など著作権法上の限られた例外を除き禁じられています．大学，病院，診療所，企業などにおいて，業務上使用する目的（診療，研究活動を含む）で上記の行為を行うことは，その使用範囲が内部的であっても，私的使用には該当せず，違法です．また私的使用に該当する場合であっても，代行業者等の第三者に依頼して上記の行為を行うことは違法となります．

JCOPY〈出版者著作権管理機構　委託出版物〉
本書の無断複製は著作権法上での例外を除き禁じられています．複製される場合は，そのつど事前に，出版者著作権管理機構（電話 03-5244-5088，FAX 03-5244-5089，info@jcopy.or.jp）の許諾を得てください．

はじめに

　本書は，新人看護師の指導や支援にたずさわるすべての指導者に手に取っていただきたい本です。

　近年，医療現場はますます多忙になっています。新人看護師が自立して看護実践できるようになることは重要であるため，多忙な中であっても，さまざまな教育の機会が提供されます。集合研修もその1つですが，集合研修は時間も機会も限られていますので，集合研修に頼るだけでは新人看護師を育てていくには限界があります。そこで，重要になるのが，現場で展開されるOJT（On-the-Job Training）です。本書では，このOJTを進めるうえで参考になる考え方や実行プランを紹介しています。

　多くの指導者は，新人看護師に少しでも早く一人前になってほしいと願う一方，多忙な環境の中で指導者自身も看護実践をしながら，新人看護師の成長を促す難しさを少なからず感じています。そのため，新人看護師を育てることの大切さを頭では理解していても，実際にどのように指導や支援をしたらよいのか悩んだり，新人看護師が思うように育たないことに焦りを感じる傾向にあります。また，自分の行ってきた指導をじっくり振り返る機会をもてずに，自身の指導に対する意味づけができず，指導は大変だというネガティブなイメージがつきまとってしまうことも少なくありません。

　しかし，人を育てることは，それを通して指導者も看護師として，人として今よりも成長していくことができる，またとない機会です。そこで，周囲のちからを借りながら，この機会を指導者としてうまく活用してほしいと考えています。

　本書の特徴は，理論の紹介だけ，OJTのコツという実践の提示だけというように，どちらか一方だけにかたよった内容にするのではなく，両方をできるだけバランスよく配置していることです。また，ポジティブに指導者の役割にのぞめるようなメッセージも記しています。

　特に他書にはない切り口は，筆者がこれまでにさまざまな場面で出会った

新人看護師のリアルな姿や語りを紹介し，その現象を紐解きながら，指導や支援につなげていくための考えの基盤を解説し，OJTの実行プランを紹介していることです（主に第2部）。教える側に立つと，どうしても教える側の論理だけで教え方や支援の仕方を考えてしまいがちですが，学びの中心は学習者，つまりここでは新人看護師です。そのため，新人看護師の姿をもとに指導や支援のあり方を考えているところが本書の最大の特徴です。

　また，単にOJTの実行プランを紹介するだけではなく，基盤となる考えや理論を紹介しています（第1部）。これは，指導という経験を意味づけたり，指導の幅を広げていくための指導力の基礎がつくられることを期待しているからです。

　本書は，イントロダクション，第1部（基礎編），第2部（実践編）から構成されていますが，はじめからすべて網羅的に読む必要はありません。第2部のOJTのコツだけ読んで実践してみてもよいですし，むしろどうしてこういうコツがでてくるのだろう？とそれぞれの根拠になる考えを読んでいただいてもかまいません。また，事例を読んでみるだけでも，今いる現場を理解する手立てになるかもしれません。読者の方が，読みやすいところをきっかけにして，読み進めていただけるとよいと思います。

　新人看護師の指導や支援は難しい，と思うかもしれませんが，そのときに頼るツールの1つとして本書を活用していただけると嬉しく思います。そして，読者の皆さんが，新人指導をすることで人を育てることへの関心をもち，指導者という役割を通して，看護職としてさらに成長されることを願っています。

2016年2月

西田朋子

目次

イントロダクション
前向きに指導にのぞむために

新人看護師を育てることと指導者として育つこと……003
 1. いま求められる新人看護師育成……003
  集合研修とOJT……003
 2. 新人看護師の指導とOJT……004
  指導する側の課題……004
  新人指導を自信につなげる……005
 3. 本書が対象とする指導者……006
 4. 本書の構成と立場による読み方……006
  OJTの指導方法や内容に決まったこたえはない……007

前向きに指導にのぞむために……009
 1. 指導・支援に"絶対"はない……009
  自分の指導・支援の評価者は新人である……009
  新人が変化することが大切……010
  新人がいるから指導も支援もできる……011
 2. 指導経験から学ぶ……012
  指導経験は指導力をつける貴重な材料……012
  振り返り，意味づけて次に活かす……012
 3. 周りのちからを借りて指導や支援を行う……013
  指導者が1人で抱え込まず，組織全体で新人を育成する……013
  他のスタッフの強みを発見して依頼する……014
 4. 叱ることは必要——叱ると怒るは違う……015
 5. 新人がヒヤリ・ハットに遭遇したとき……016
 6. 退職した新人がいても無意味に自分を責めない……017

第1部 基礎編
OJTを展開するための基礎知識

Ⅰ. 指導者として期待される姿 021
1. 役割として期待されていることを知る 021
- プリセプターシップ 021
- 指導者として担う役割 021

2. 指導を通して成長する 023
- 教えることは学びなおす機会 023
- 異なる価値観に触れる 024
- 与えられた役割を受け入れ，挑戦してみる 024

3. 指導をするうえでつけていきたいちから 025
- 新人にあわせた目標の設定 026
- 評価をするちから 026
- 振り返っていくことができるちから 027
- 新人を待つことができるちから 027

4. 配慮と工夫をして指導場面で言葉を使う 028
- 年上の新人に教えること 028
- 常に相手を大切にした言葉を使う 029
- 意欲を向上させたり，低下させた言葉 030

5. 定点観測で新人の変化に気づき支援する 031
- 定期的な声かけで新人の状況を把握する 032

Ⅱ. 看護におけるOJT 033
1. 新人看護師が学ぶ機会 033
2. OJTでねらいたいこと 034
- 仕事で必要な能力を身につける 034

3. OJTの必要性と展開の難しさ 036
- 実践経験から学び成長する 037
- OJTのメリット 037
- 看護現場でOJTを展開する難しさ 038

4. OJTとOff-JTがつながる仕組みをつくる 039
- 連動するための仕組み 039
- Off-JTで行われた内容や方法を知る 040
- マニュアルの整備 041

5. OJTをよりよく機能させるために 041

　　　　指導者が育つこと ……………………………………………………………041
　　　　事例の蓄積 ………………………………………………………………041

Ⅲ. 新人看護師の特徴　………………………………………………………043
　　1. さまざまな"新人"看護師 ………………………………………………043
　　　　個別性を活かすための個々に合わせた指導 …………………………043
　　2. 新人看護師と社会化 ………………………………………………………044
　　　　職業社会化 ………………………………………………………………044
　　　　組織社会化 ………………………………………………………………046
　　3. 新人の特徴 …………………………………………………………………048
　　　　成長発達段階 ……………………………………………………………048
　　　　学習者としての特徴 ……………………………………………………049
　　　　その時々の若者の特徴 …………………………………………………050

Ⅳ. おとなの学習者である新人看護師　……………………………………053
　　1. 成人学習者の特徴と成人学習を理解する意義 …………………………053
　　　　おとなにはおとなの学び方がある ……………………………………053
　　　　ペタゴジーとアンドラゴジー …………………………………………053
　　2. 成人学習者の特徴 …………………………………………………………054
　　　　ノールズの考える4項目の成人学習者の特徴 ………………………055
　　3. 成人学習者のすぐれた学習の条件と支援する人の役割 ………………058
　　　　支援する人の基本的な立場 ……………………………………………058
　　　　すぐれた学習の条件と支援する人の役割 ……………………………059

第2部　実践編
新人看護師の姿から紐解くOJTのコツ

❶ 新人と関係を築く ……………………………………………………………066
　　新人の理解を深める …………………………………………………………067
　　指導者の気持ち ………………………………………………………………068
　　　　プリセプターも不安を抱えている ……………………………………068
　　新人教育にプリセプターシップがもたらすこと …………………………069
　　　　指導体制の1つとしてのプリセプターシップ ………………………069
　　　　プリセプターが支援する期間 …………………………………………069
　　　　関係を築くことが指導を効果的にする ………………………………070

OJTの実行につなげるために……070
　　新人のことを早い時期に知る……070
　　指導者として自分のことも新人に知ってもらう……071
　　コミュニケーションが苦手でも自分から話をする機会をつくってみる……072

❷職場に居場所をつくる……074
　新人の理解を深める……075
　居場所を得ることと職場適応……076
　　居場所を得ること……076
　　役割を通して社会とつながる……076
　OJTの実行につなげるために……078
　　実際にいてよい場所を伝える……078
　　新人でも担うことができる役割を明確にする……078
　　指導者である自分にとっても居心地がよい職場か……079

❸看護職としての基本姿勢と態度をはぐくむ……082
　新人の理解を深める……083
　指導者の気持ち……083
　臨床実践能力の構造と基礎教育での学習状況……084
　　臨床実践能力の構造……084
　　基本姿勢と態度に関する基礎教育での学習状況……085
　OJTの実行につなげるために……089
　　個人の価値観や信念が影響する姿勢と態度……089
　　モデルを示してじっくりはぐくむ……090

❹シャドウイングを効果的に運用して新人の実践につなげる……093
　新人の理解を深める……094
　シャドウイングを効果的に活用する……095
　　シャドウイングとはそもそも何か……095
　　看護現場で，シャドウイングをうまく機能させるために……096
　OJTの実行につなげるために……097

❺目標を立て，目標に行きつく方法を一緒に考える……101
　新人の理解を深める……102

成長のために意味ある目標にして活用する............103
　　　　　目標は何のためにあるのか............103
　　　　　目標に行きつくための方法を具体化する............103
　　　OJTの実行につなげるために............104
　　　　　目標と方法は新人の現状によって再設定する............104
　　　　　目標や達成までの方法を自分のものとして考えられるようにする............106
　　　　　指導者が新人の目標を理解する............107

❻ "わかる" と "できる" の違いをふまえて教える............110
　　　新人の理解を深める............112
　　　"わかる" と "できる" の特徴を知り，かかわる............113
　　　　　"わかる" の特徴とかかわり............113
　　　　　"できる" の特徴とかかわり............114
　　　　　"わかる" と "できる" の違い............114
　　　　　できていれば，わからなくてもよいのか............115
　　　OJTの実行につなげるために............115
　　　　　できるようになるための環境づくり............115
　　　　　根拠や理由を尋ねることを躊躇しない............116

❼ 日々の実践の評価を通して新人の力を伸ばす............119
　　　指導者の気持ち............120
　　　新人の理解を深める............121
　　　評価の意義と種類を理解して，日々の活動と結びつける............121
　　　　　教育のプロセスにおける評価の種類と意義を知る............121
　　　　　診断的評価，形成的評価，総括的評価............122
　　　OJTの実行につなげるために............123
　　　　　新人のこれまでの経験を知り，教える活動に活かす............123
　　　　　よいところもフィードバックする............124
　　　　　結果のみに固執しない............125

❽ 自己評価と他者評価を効果的に活用する............128
　　　新人の理解を深める............129
　　　自己評価と他者評価をうまく活用して，新人を育てる............129
　　　　　より幅広い視点で自己評価できるように他者評価を活用する............129
　　　　　他者評価と自己評価がズレる理由............130

OJTの実行につなげるために……………………………………………131
　自己評価のメリット・デメリットを知る……………………………131
　自己評価と他者評価がズレても，恐れず伝え対話する……………132
　フィードバックの5つの原則…………………………………………133

❾新人が先を見通すちからをつける……………………………137
新人の理解を深める………………………………………………………138
一人前であることと先を予測するちから………………………………139
　一人前の条件……………………………………………………………139
　先を予測するちからとその必要性……………………………………140
OJTの実行につなげるために……………………………………………140
　限られた時間内で物事を行うちからをつける………………………140
　臨床判断力をつけるためのかかわり…………………………………142

❿新人の主体性をはぐくむ………………………………………145
新人の理解を深める………………………………………………………146
社会人に必要な主体性を育てる…………………………………………147
　社会人基礎力を知る……………………………………………………147
　チームで仕事をするうえで必要となる主体性………………………148
OJTの実行につなげるために……………………………………………149
　対話を活用して，主体性をひきだす…………………………………149
　しっかり任せて，しっかり見守る──試行錯誤と成功体験の必要性……150

⓫思うようにできるようにならない新人にかかわる……153
先輩の気持ち………………………………………………………………154
　指導したことが吸収されず疲弊する先輩……………………………154
　対人関係における難しさもある………………………………………154
新人が抱える"学びづらさ"と教える側の"教えづらさ"………155
　他者の気持ちや空気を読みとることが苦手で心理的距離が広がる……155
　教える努力が報われず指導者が疲弊する……………………………156
OJTの実行につなげるために……………………………………………156
　他職種のちからも使い適任者が対処する……………………………156
　基礎教育のときの情報を得る…………………………………………157
　実践のどこが問題かを視覚的に確認する……………………………157
　今の施設が新人にとって最適な職場か，ともに考える……………158

⑫動機づけを使って新人を育てる……160
新人の理解を深める……161
動機づけを理解する……162
動機づけの種類……162
内発的動機づけだけで行動する難しさ……164
外発的動機づけの3つの重要な効果……164
OJTの実行につなげるために……165
内発的動機づけにつながる外発的動機づけ……165
"こうなりたい"と新人が考える先輩の存在……166
"できそうという感覚"の必要性……166

索引……171

装丁・ブックデザイン　加藤愛子（オフィスキントン）

イントロダクション

前向きに指導にのぞむために

イントロダクション
前向きに指導にのぞむために

・指導・支援をすることに不安や戸惑いを感じてもいい
　はじめて「人を教える」役割をまかされて，緊張したり，戸惑ったり，自分には教えることなどできない，と思ったり…その反面，指導者となることで少し成長したようで嬉しさや楽しさを感じたり，とさまざまな感情がうずまいているかもしれません。不安や戸惑いを感じたとしても，それは決して悪いことではありません。不安や戸惑いを感じたら指導者として成長するチャンスです。

・自分の新人時代を思い出して指導・支援につなげる
　「自分が新人だったときは，新人が直面している同じ状況や場面でどのように感じたり，考えただろうか」「どのような先輩からのかかわりや言葉かけが嬉しかったり役立ったり，つらかっただろう」。具体的な教え方や支援の仕方を知らなくても，これらは指導・支援の手がかりになります。

・新人の立場にたって考えてみることが指導・支援の第一歩
　“新人の立場にたって考えてみる”――このことこそが指導や支援をするときの大切な一歩となり，皆さんと新人の距離をぐっと縮め，意味のある指導や支援につながります。

・リフレッシュしながら，焦らず，じっくりゆっくりと
　指導をしていく中では，新人看護師が思うように成長していかない姿を目の当たりにし，指導者が悩み，自分を責めたり新人と距離をとりたくなってしまうこともあるかもしれません。そんなときは焦らずに，一度肩の力を抜いて，じっくりゆっくりと気持ちを落ち着けて，前向きに指導にのぞめるよう指導者自身がリフレッシュしましょう。

新人看護師を育てることと指導者として育つこと

1. いま求められる新人看護師育成

　日本では，医療の高度化や在院日数の短縮化，国民の医療安全に対する意識の高まりなどから，看護師には高い能力が求められています。しかし，新人看護師がヒヤリ・ハット事例に遭遇するなど医療安全の点からの課題や，職場に適応できずに離職してしまう新人看護師が少なからず存在するという現状があります。

　これらの背景には，看護基礎教育で修得する能力と現場で求められる能力の乖離（かいり）などがあげられます。この乖離を埋めて患者に提供する看護の質を担保していくためにも，また，看護師としての一歩を踏み出した新人看護師が職場を辞めずに看護実践能力を獲得し，よりよいキャリアを歩んでいくためにも，免許を取得してから1年以内の看護師に対する卒後臨床研修は不可欠であるという議論が厚生労働省などで検討されてきました。

　このような経緯を経て，2009年7月に保健師助産師看護師法と看護師等の人材確保の促進に関する法律の一部が改正され，2010年4月から新人看護職員の卒後臨床研修が努力義務化されました。努力義務ですので罰則規定はありませんが，個々の新人看護師の努力はもちろんのこと，新人看護師がどの医療施設に就職をしても，必要な研修を受けて基本的な看護実践能力を獲得することができるような研修実施体制や研修内容の整備をすることが求められました。

＊集合研修とOJT

　研修という言葉を聞くと，集合研修を思い浮かべる人が多いかもしれませんが，新人看護職員研修制度で説明されている研修は集合研修だけではあり

ません。新人看護職員研修制度は「新人看護職員を対象とした，就業先で行われる研修のことである。新人看護職員は，研修を通じて知識，技術，態度などを身につけ，臨床現場でしか培うことのできない基本的看護実践能力を獲得する。研修は，職場内教育（on the job training）と集合研修などを組み合わせて行われるが，OJTが特に重要である」[1]と説明されているように，配属されている部署で先輩から直接指導をうけるOJTも，研修として重要な位置づけになります。

2. 新人看護師の指導とOJT

　新人看護師は学生時代に学内での講義や演習，臨地や臨床での実習を通して，看護について学ぶことで看護実践の基盤をつくりあげています。しかし，実際に働いていくうえでの十分な力が備わっているわけではありません。また，看護には実践が不可欠です。看護師としての実践力は実際の現場に身を置き，患者とのかかわりやスタッフ同士との関係などのさまざまな体験を通して，現場のリアルな状況をより深く身体全体で理解したり，自身の知識や態度，技術を高めたり，臨床ならではの感性や判断力を磨いていくことを通してついていくものであり，看護師としての成長につながります。

　これらが意味していることは，看護師にとって日々働いている場は仕事の場であると同時に，学びが展開される場になっているということです。特に新人看護師にとっては，就職した場で必要とされる知識，技術，態度を新たに獲得すること，そして学生時代に身につけてきた知識，技術，態度を患者とのかかわりを通してさらに高めていくのは主に"職場"です。この職場で，先輩からの指導や支援というOJTがあることで新人看護師は看護実践能力を高めていくことができます。

＊指導する側の課題

　OJTはとても大事な学習機会ですが，新人看護職員を直接指導する立場である実地指導者＊からは「実地指導者の役割を担うことが負担である（28.7％）」「新人看護職員の指導方法がわからない（26.2％）」[2]という回答が

得られています。また，筆者がさまざまな研修で指導者的立場にある看護師の方とお話しする機会を得る中では，「教えた経験もないですし，教えることを勉強したことがないので，どのように新人を指導したらいいかわからないし，自信がありません」「自分の教え方で正しいのか不安です」という声をよく聞きます。これらの声からは，OJTが新人看護師の成長において大切である一方で，指導・支援する側の負担が大きいこと，また指導・支援に対して自信をもつことができないまま新人看護職員にかかわっている現状があることがわかります。

＊新人指導を自信につなげる

　新人看護師を育成することは，部署の看護を担保していくためにも大切ですが，指導者が指導役割を担うことで疲弊してしまったり，自分の行った指導・支援に自信がもてないとつらいだけのものになってしまいます。しかし，つらさや大変さがあったとしても，指導者役割を通して指導者も成長し，新人看護師も成長していくことが何より重要です。

　そこで，本書では，現場の人材育成において重要な位置づけにあるOJTを実践していくうえでのプランを示すことで，OJTを担う指導者がどのような指導方法を用いて，管理者や他のスタッフとどのようにかかわっていくことができそうか，という自分の行動を選択していくうえでの1つの材料にしていただければと考えました。指導方法をイチから自分で考えることは難しいかもしれませんが，本書にある実行プランを参考に指導や支援を行ってみることで，心理的な負担が少しでも軽減されるとよいと思っています。また，これまで実践してきた指導に意味づけがされ指導者としての自信につながり，後進を育てていくことへの興味や関心をもっていただけることを願っています。

＊ 新人看護職員研修ガイドラインでは，「実地指導者は新人看護職員に対して，臨床実践に関する実地指導，評価などを行う者である」と説明されています。組織によって実地指導者という用語を使っている場合もあれば，ほかの用語を用いている場合もありますが，直接指導する役割を任命されている人と理解してください。

3. 本書が対象とする指導者

　本書は，新人看護師の指導や支援に直接かかわる指導者に向けた本です。指導者の呼び方は，実地指導者，プリセプター，メンター，エルダーなど，組織の指導体制によってさまざまですが，本書では「指導者」という用語で統一して使用します。
　また，新人看護職員研修ガイドラインには，「新人看護職員研修は，所属部署の直接の指導者だけではなく，部署スタッフ全員が新人を見守り，幾重ものサポート体制を組織として構築することが望ましい」[2]とあるように，新人看護師に直接かかわるのは実地指導者だけではなく，実地指導者よりも経験のある看護師も指導や支援にあたることがあると思います。さらに，実地指導者も指導者としての役割を遂行していくためには，実地指導者に対する支援も必要となります。そこで，本書が想定しているメインの読者は，新人看護師に直接の指導を中心的に行う指導者ですが，新人指導において同様に重要な役割を担う管理者や直接指導する指導者を支援する人も対象としています。

4. 本書の構成と立場による読み方

　本書は，イントロダクション，第1部 基礎編—OJTを展開するための基礎知識，第2部 実践編—新人看護師の姿から紐解くOJTのコツ，の大きく3つで構成されています。第2部は，2014年から2015年にかけて雑誌『看護管理』で連載をしていた内容が中心であり，書籍向けに加筆・修正を加えています。イントロダクションと第1部は，本書向けに新たに執筆した内容であり，第2部をより理解していくうえでの基礎となる考えを提示しました。
　すべてに目を通していただくことで，新人看護師を育成していくためのOJTの全容が見えると思いますが，立場による読み方の例をご紹介します。
・はじめて指導者になる人は，イントロダクションと第2部の事例や指導者のための実行プランに目を通しながら，OJTの実践をしてみてください。

- 指導経験もあり自分の指導を意味づけたり，見直したい人は，イントロダクションと第2部を網羅的に読みながら，第1部を後から読んでみてください．
- 指導者の支援をする立場や管理者の人は，基礎編である第1部にも目を通し，全体を眺めていただきたいと思います．

　もちろんこれは，読むことが負担にならないような提案ですので，読者の皆さんが読みやすいところや興味をもったところから読んでいただいてかまいません．

＊OJTの指導方法や内容に決まったこたえはない

　筆者は，OJTにおける指導方法や内容に"絶対"はないと考えています．指導者が1人ひとり異なるように，新人も1人ひとり異なります．また，そのときの患者の状態や臨床の状況は日々異なりますから，「こうやると絶対にうまくいく」ということはないに等しいと思います．

　そこで皆さんにお断りしておきたいことは，OJTの実行プランですので，「絶対うまくいく」わけではないかもしれない，ということです．このように書くと，じゃあ意味がないと思ってしまうかもしれませんが，そうではありません．筆者自身の指導や支援の蓄積や，根拠となる考えをもとに生み出していますから「うまくいく可能性はある」と考えていますので，ぜひ実践してみていただきたいと思います．プランを実践してみてうまくいったらそのマークを，うまくいかず他の方法がよかったということがあれば，本書にどんどん書き込んでいってください．そうすると，皆さん自身のOJTの実行プランができあがり，指導の幅が広がります．

　もう1つお伝えしたいことは，素敵な指導や支援を行っている人は何が違うのかと考えてみると，教え方・支援の仕方のコツにつながる，理論や考え方の根拠をもっています．そのためこの基礎を知っていることによって，指導・支援の幅が広がり，応用が利くようになるということです．したがって，本書は指導・支援の具体的な行動レベルを紹介している第2部だけではなく，基礎編としての第1部を執筆しました．また，指導を通して今よりもさらに指導者が成長していくためには，前向きに指導にのぞめることが大切だと考

え，イントロダクションでこれらの内容についても触れました。イントロダクションや第1部も読み進めることで皆さんが今行っている教える活動や，これからの教える活動を意味づけることに役立てたり，指導や支援に関する新たな知識を得ていただけると嬉しく思います。

［文献］
1) 厚生労働省：新人看護職員研修ガイドライン【改訂版】，16．2014．
2) 厚生労働省：新人看護職員研修ガイドライン【改訂版】，3．2014．
3) 佐々木幾美・西田朋子：「新人看護職員研修制度」開始後の研修の実態と実施上の課題① 質問紙調査の結果から．看護管理，24(6)，521-526，2014．

前向きに指導にのぞむために

1. 指導・支援に"絶対"はない

＊自分の指導・支援の評価者は新人である

　指導者になると，自分の指導は「正しかったか」「間違っていたか」「よかったか」「悪かったか」ということが気になる場面も多くあります。また，「どうやると<u>必ず</u>うまくいくか知りたい」と思うこともあるでしょう。

　しかし，同じ指導や支援を行っても，受け手である新人によって指導した内容や指導方法に関する受け止めはさまざまです。そのため，こうかかわると絶対にうまくいく，という気持ちをもってかかわるよりも，「うまくいく可能性がある」と指導者が知りつつ，指導や支援をすることが大切です。そして，何よりも自分の指導がよかったか，改善の余地があるのを教えてくれるのは，学び手である新人です。

　かかわった新人が「先輩の指導や支援はとても役に立った」と感じることができていたら，指導者としてのかかわりはその新人にとっては，よい指導や支援になっていたと評価できます。ところが，「そのかかわりでは覚えることができなかった」「役に立たなかった」「傷ついた」などの反応があれば，その新人にとっては適当ではなかったと考えられるため，次は他の方法や内容でアプローチしていけばよいのです。

新人は日々変化している

　新人は日々変化している存在です。それは，行動面でもそうですし，精神的な側面でも同様です。1人の新人をみても，最初は自分で調べるという意識をもてなかった人も，徐々に自分で調べていくことの必要性を実感し，行動が変わってくることがあります。そうすると，同じ新人であっても，指導者としてはかかわり方を変えていくことが必要になります。個人に合わせた

指導，そして同じ新人でも時期によって異なるかかわりを指導者として行うためにも，指導者として指導に関する引き出しを増やしていくと，指導に自信がもてるようになります。

＊新人が変化することが大切

　指導や支援に絶対はないのだとしたら，新人の反応のほかにどのように自分の指導について評価するのだろうと疑問をもつ人もいるでしょう。

　教育の目的は，「その人が変容すること」ですから，新人の変化から指導者のかかわりを評価できます。これを理解するために，学ぶことと教えることについて考えます。

学ぶこと

　学習は次のように定義されています。「英語の learning という語は，インド・ヨーロッパの leis- という語源からさまざまに変化してできたものといわれ，それはわだちとか軌道という意味をもっている。わだちは痕跡を残し，軌道は動きを容易にさせ，それは学習の特徴をよく表している。一般的に学習を定義してみると，一定場面でのある経験が，その後同一または類似の場面でのその個体の行動もしくは行動の可能性に変容をもたらすことといえる」[1]（下線筆者）とあるように，学ぶというのはその後の変化につながるものです。例えば，学習によって新人がわかっていなかったことがわかるようになる，できなかったことができるようになる，と考えてください。

教えること

　一方，教えることについてみていきます。education の語源は educare（ラテン語）ですが，「外へ」という意味をもつ接頭語 e- と，「引く」という意味をもつ動詞 ducare との合成語「（子供の内側にある）能力を外に引き出す」という意味をもつと解釈されてきました。また，「教育とは人間が他の人間に働きかけて，その人間のあり方，つまり行動のしかたや考え方，感じ方などを，働きかける人の望むとおりのそれに育ててゆく，あるいは変えてゆくための自覚的ないとなみ」[2]とも説明されているように，変えていくということ，そして意識しない行為ではなく自覚している働きです。

　したがって，新人から自分のかかわり方がどうだったかという評価を受け

るだけでなくても，新人が変化していればそれは指導や支援として意味があったと捉えることができます。もしかしたら，そのとき新人は指導者のかかわりの意味を理解できなくても，あとになって「あのときの先輩のあの指導があったから私は成長（変化）できた」と思えることもあるでしょう。

＊新人がいるから指導も支援もできる

　指導者になると肩に力が入ってしまう人もいたり，「私が教えないと新人は成長しない」と思ってしまう場合もあります。そして，「私が教えたようになぜ覚えてくれないんだろう。私も忙しい中一生懸命教えているのに」とだんだんと教えることが負担になったり，教える側が優位であるという感覚を抱いてしまうこともあります。

　図1をご覧ください。学ぶことは教える側がいないとできないことでしょうか。図の左側（教育者）を隠して，右側だけ見てください。学ぶことは自分1人でもできますし，仲間とともに調べたり話し合って学んでいくことができます。このように，学習は教える側がいなくても成立します。

　一方，教えることはどうでしょうか。先ほどとは反対に，右側を隠してみてください。教えることは，教える相手がいなくてもできるでしょうか。できないことは容易に理解できると思います。もちろん，教える側がいることによって学ぶ側は効果的に学びを進めたり，自分達では思いもよらなかった

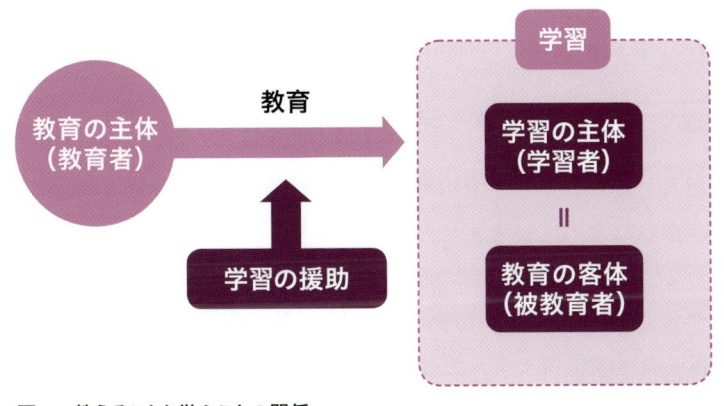

図1　教えることと学ぶことの関係

ことを学ぶことが可能になります。そのため，教えることも必要です。

　これらから考えてみると，教えることは必ずしも指導者がもっている枠の中に学び手である新人を押し込めるだけではなく，新人がもっている力を引き出し，新人が看護職としてよりよく，そして人として成長していくことができるために支援する役割であると考えられます。

2. 指導経験から学ぶ

＊指導経験は指導力をつける貴重な材料

　第1部で成人学習について説明します（→p.53）。おとなにとって，経験は貴重な学習資源になります。そのため，新人にとっても看護について理解し，患者を捉える力や判断していく力，看護技術をよりうまく実践できる力などをつけていくには，患者とかかわった具体的な経験を積み重ねること，そして積み重ねるだけではなく，振り返りを通して，次の実践につなげていくというサイクルを回していくことが必要になります。

　指導も同じです。はじめから指導のひきだしをたくさんもつことや，うまく指導できる人ばかりではありません。指導者という役割を通して成長していくためには，指導という実体験を通して学んでいくことが必要であり，それがより実感を伴ったちからになります。指導体験から学ぶことは本や既存の知識以上の実践に即した知識が身につき，結果的に指導力をつけていくことにつながります。

＊振り返り，意味づけて次に活かす

　日々新人とかかわることで指導に関する経験をしますが，経験だけでは指導の積み重ねになっていきません。振り返り，意味づけをして，次はどうアプローチしたらよいか検討し，それを実践していくことが必要になります。

　このサイクルの大切さについては，図2をご覧ください。この図はコルブ（Kolb）の経験学習モデルですが，必ず具体的経験から出発するところが特徴です。経験は貴重な学習資源になりますから，このサイクルを回してい

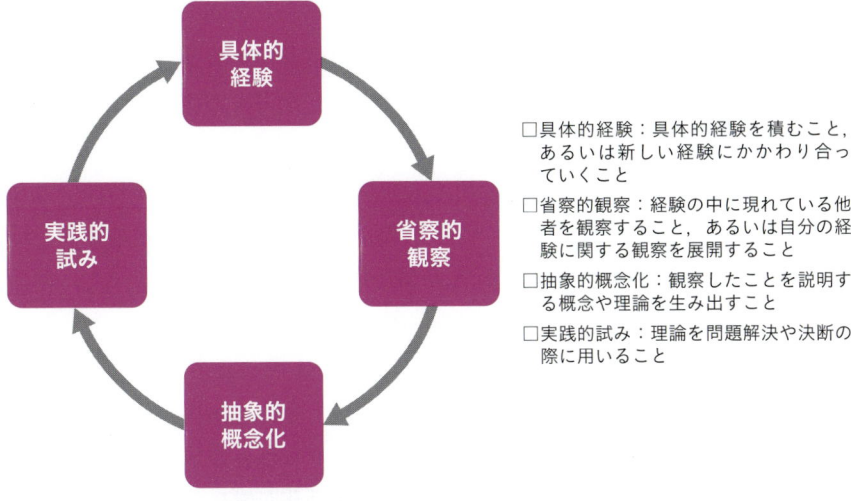

図2 コルブ（Kolb）の経験学習モデル
Kolb, D. A.：Experiential learning—Experience as the source of learning and development. Prentice Hall, 21, 42, 1984. をもとに作成

けるとよいという発想になります。

　具体的経験を振り返り，どうしてうまくいったのか/うまくいかなかったのかを一般的にいわれている指導方法や他の指導者や先輩の経験知と照らし合わせてみつめなおし，次はどうしたらうまくいくかを考え，行ってみて，またそれを指導の具体的経験として，振り返っていく，という具合です。

　指導についてはうまくいかなかったことだけではなく，成功したことも同様に振り返り，意味づけることで，指導者としての喜びや成長を実感できます。

3. 周りのちからを借りて指導や支援を行う

＊指導者が1人で抱え込まず，組織全体で新人を育成する

　責任感をもち新人を指導・支援することはとても大切なことですし，その気持ちは新人には間違いなく伝わります。

　しかし，頑張りすぎるあまり指導者が疲弊してしまい，仕事を辞めたくなってしまっては，意味がありません。指導のプロが指導をするというわけ

ではなく，看護職として少し先を歩んでいる立場として新人を導いていくことができるとよいと思います。指導者自身も自信がない看護実践もあるかもしれませんし，他の人の意見も聞いてみたいことなどもあるでしょう。そのため指導者を支えてくれる人の存在も重要です。

そこで必要になるのが，指導者が1人で指導・支援しようとするのではなく，組織全体で新人を育てていくことができる体制づくりと，その体制を機能させていくことが大切です。また，体制が整っているからといって，機能しているかは別問題です。

新人看護職員研修ガイドラインにも，図3のように示されています。新人を育てる人には，実地指導者といわれる，新人を直接指導する人だけではなく，教育担当者という立場の人もいますし，それ以外のスタッフも部署には多くいるはずです。特に，新人と指導者は，勤務が常に一緒ではない場合が多いため，組織全体で育てているという意識を指導者ももつことができることが大切ですし，自分だけに負担がかかっていると感じたときには，上司に相談していくことが必要です。

＊他のスタッフの強みを発見して依頼する

1人で指導をしなくてもよいと思っても，誰に何をお願いできそうか指導者がイメージできていないと，お願いしたい状況になったときに依頼しづらくなります。

そこでぜひトライしていただきたいのが，部署での指導における人脈マップづくりです。自分が勤務している部署には，何人スタッフがいますか？　管理者や医療事務，看護助手なども含めて考えていきましょう。そして，その人たちそれぞれの強みはどこでしょうか？　まずは主観でもかまいません。「この先輩は絶対に採血を失敗しない」「退院指導がとても上手」「人の話をよく聞いてくれる」など本人が自覚しているかどうかにかかわらず，何か強みがあると思います。それも書き込んでみましょう。

部署の全体像が見えてくると，「自分は指導者であるけれども，この部分はどうも自信がもてない」「私の実践を見るよりもこの先輩の実践を見てもらったほうが効果的」，などいろいろな案もうかびます。そうしたらその先

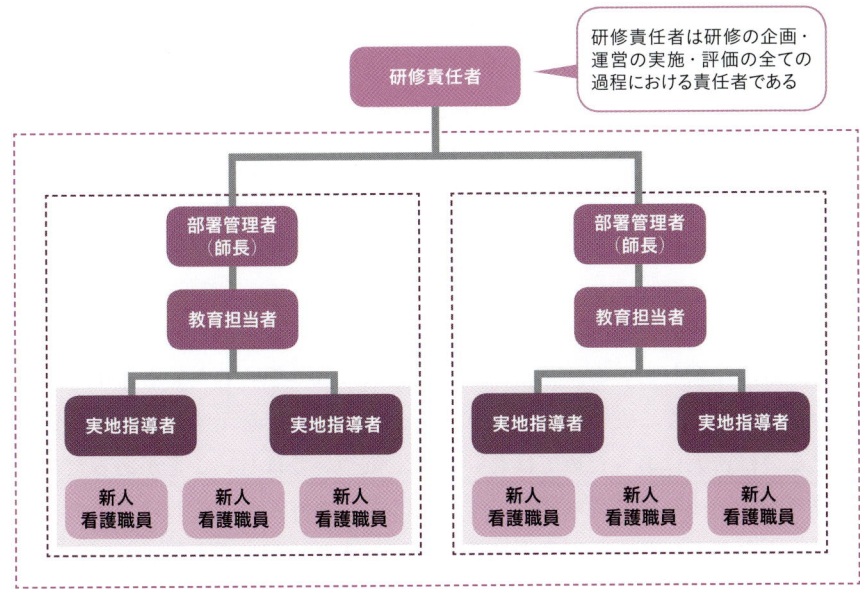

教育担当者⇒・各部署で新人研修の運営を中心となって行う者
　　　　　　・実地指導者への助言および指導，新人看護職員への指導・評価も行う。
図3　研修体制における組織例
厚生労働省：新人看護師研修ガイドライ【改訂版】．2014．

輩にお願いしていけばよいのです。その一方で，自分が自信のないことは，指導者として学んでいく，新人と一緒に力をつけていく，というスタンスに立つことができるとよいと思います。

4. 叱ることは必要―叱ると怒るは違う

　新人を離職させたくないと思うあまり，「新人を大事にしなくては」「大事にするということはほめることが必要で叱ってはいけない」というような考えをもっていたり，自分が叱られた経験が少ないため，どのように新人にかかわっていけばよいかわからなくなってしまう指導者もいます。
　"怒る"という字には心があるように，感情が前面に立ちます。叱るのは，事実をもとにしながら何がよくなかったのか伝え（指摘し），理解してもらうことで，新人の思考や行動に影響を及ぼすものです。叱ることは，相手に

その後の行動の修正を求めることです。

　それは間違っている，おかしいということを伝えずにいることは，教える「私」にもストレスがたまりますから，健全な関係とはいえません。

　何かあったときには，タイムリーに事実をもとに叱り，相手をけなさないことです。そして，他の新人などと比較しないことです。例えば，「同じチームの〇さんはできているのに，どうして△さんはできないの？」のような発言です。

　しかし，叱られたり，注意されたことが少ない新人がいるのも事実です。そのため，注意したこと，叱ったことが新人には「怒られた」としかうつらなかったり，泣くことで防衛したりとさまざまな反応を示すこともあります。

　叱るのは新人にあらためてほしいこと，気づいてほしいことがあるために，指導者が意を決して伝える言葉です。誰しも好き好んで叱るわけではありません。そうだとしたら，指導者の意図が伝わることがのぞましいといえます。そのため，叱ったあとは，どのように受けとめたのかをフォローし，これからどのようにしていくとよいか，行動レベルまで一緒に考えていくことで新人は指導者に突き放されたのではないということを感じられます。

5．新人がヒヤリ・ハットに遭遇したとき

　新人はまだできないことが多い存在であるため，ヒヤリ・ハットに遭遇することも多かれ少なかれあると思います。指導を担当している新人がヒヤリ・ハットに遭遇すると，指導者は新人と同じように落ちこんだり，自分の指導がよくなかったからではないか，また同じ失敗をしている，などとさまざまな感情を抱くこともあるかもしれません。

　こうした感情を抱くのは仕方のないことといえます。しかし，新人も意図してヒヤリ・ハットを起こしているわけではありません。そのため，責めたい気持ちになったとしても言葉や態度でそれを新人にストレートにぶつけない努力をしてみてください。伝えたいときは，ひと呼吸して言葉を発してみる。もし，感情をぶつけてしまったら，素直に謝る勇気をもってください。

丁寧に振り返って次につなげる

　私たちは、実践を通して看護する力を高めていきます。ヒヤリ・ハットに遭遇することで、初めて自分の傾向や考えなどの甘さに気づき落ち込むこともあります。そのため新人の気持ちにまず寄り添い、一緒にその気持ちを共有することも大事です。そのうえで、事実を一緒に紐解き、知識不足だったのか技術不足だったのか、それとも新人自身に問題があるのではなく、環境自体に課題があるのかどうかを丁寧に分析していきましょう。

　そして、一度丁寧に振り返って次につなげるための話し合いをしたら、蒸し返さないことです。「前もこんな失敗したよね」と言われるほど傷つき、自信をなくすことはありません。

6. 退職した新人がいても無意味に自分を責めない

　ヒヤリ・ハットに遭遇したときと同じように、指導している新人が退職したり、休職することで、指導者は自分を責めてしまったり、後味の悪さを味わうこともあります。「私の教え方のどこが悪かったかわからない。どうして辞めちゃったのか今でもしっくりこなくて」という発言を耳にすることもあります。

　辞める、休むイコール指導側だけに問題がある、というわけではありません。もちろん、自分のかかわりや部署の状況はどうだったかをまず考えてみることは必要です。しかし、新人が未熟であり、耐えられずにこの組織を辞めるという選択をすることもあるでしょうし、あまりにも忙しい病棟であることを想像できずに就職して、強いリアリティ・ショックに直面してしまい、それを乗り越えることができずに辞める、ということもあります。それに、もしかしたら、メンタル面での課題をもともと抱えているかもしれません。ほかにも理由があるかもしれませんが、決して指導者側だけに問題がある場合だけではありません。そのため、「無意味に」責めないことが大事です。

先輩や管理者の力を借りてタイミングを逃さず支援する

　おそらく、辞めたり、休む前には、何らかの前触れがあると思います。例えば、なんとなく職場に慣れていない、失敗が続く、表情が乏しい、などで

前向きに指導にのぞむために　017

す．些細なことでもこうした変化があったときに，指導者1人ではなくてもよいのでそのタイミングを逃さずに支援していくことがまずは必要です．

　辞めるまで，休むまでのプロセスにおいて，どれだけお互いを理解しようとする機会をもてたか，ということも後味に影響してきます．一般の会社員では，上司とのコミュニケーションの量と離職率は反比例することがわかっているそうです．つまり，コミュニケーションが少ないほうが離職しやすく，多いほうが離職しにくいということです[3]．こうした問題は指導者1人で抱えるには荷が重い場合も多いため，早いうちから先輩や管理者の力を借りてください．

［文献］
1) 藤永保 編：新版心理学事典．平凡社，1981．
2) 梅根悟：教育の話．はるぶ新書，1974．
3) 石田淳：教える技術．33．かんき出版，2011．

第1部　基礎編

OJTを展開するための基礎知識

第 1 部

OJT を展開するための
基礎知識の読み方

第 1 部では，第 2 部の「OJT のコツ」につながる
知識や考え方について，
理論などにも触れながら説明します。

I. 指導者として期待される姿

　指導者として期待される役割や，指導を通してつけてほしいちからがどのようなものなのかおさえます。また，新人看護師がもっているちからを発揮できるようなかかわりのポイントを説明します。

II. 看護における OJT

　新人看護師の学びを支えるものとして定着している OJT について，看護の現任教育におけるメリットや意義を整理します。OJT は集合教育や勉強会などの Off-JT との効果的な連携があることで，より新人看護師の成長につながります。

III. 新人看護師の特徴

　効果的に新人指導・支援を行うためには，新人看護師の理解が重要です。自分とは価値観や考え方などが違う新人看護師もいるかもしれませんが，個別性を活かし，個々に合わせた指導・支援の参考になるヒントを紹介します。

IV. おとなの学習者である新人看護師

　新人看護師は"おとな"であり，おとなにはおとなに適した学び方があります。成人学習の理解を通しておとなに対する教え方を知り，幅広い視点をもって OJT にのぞむことができる準備をします。

Ⅰ 指導者として期待される姿

1. 役割として期待されていることを知る

　施設によって指導者の具体的な役割は異なります。新人看護職員研修ガイドラインでは，直接指導にあたる人を実地指導者としていますが，プリセプター，メンター，エルダーなど呼称と担う役割は組織によります。

＊プリセプターシップ

　多くの組織で長い間導入されているプリセプターシップは，日本の看護現場では1980年代から盛んに用いられるようになった指導体制ですが，米国で行われていたモデルがもとになっています。1人の新人看護師（preceptee）に，1人の先輩看護師（preceptor）がつき，ある一定期間マンツーマンで指導を行います。米国では①リアリティショックに陥る新人看護師の職場適応を図ること，②看護実践能力の向上を図ること，を主な目的に展開されてきました。

　プリセプターが提供する事柄は多岐にわたりますが，各種の文献でおおよそ共通して述べられていることは，学習者（新人看護師）の学びを促進し，臨床における実践の評価を実施することであり，求められるのは，①1対1のかかわり，②指導，③支援，④役割モデル[1]です。

＊指導者として担う役割

　呼称はさまざまですので，ここですべてを解説することはしませんが，担う役割について考えてみましょう。例えば，精神的な支援をすることが役割である場合と，看護実践に関する指導が役割である場合，精神的な支援と看護実践に関する指導の両方が役割である場合，この3つでは指導者としてと

> **プリセプターに求められること**
>
> 新人看護師の学びを促進し，臨床における実践の評価を実施する
> ❶ 1対1のかかわり：マンツーマンでかかわる
> ❷ 指導：教えみちびく
> ❸ 支援：もつちからをひきだし支える
> ❹ 役割モデル：幅広い看護実践の手本，見本となる

る行動，行動をとるために必要とされるちから，そのために指導者が身につけることが求められる内容などは，異なってきます。

　指導者が，新人指導において求められている役割と，具体的にどのような行動をとることが求められているのかという役割行動を理解していることで，指導者としての役割を果たしやすくなります。ですので，指導者になることが決まったときには，自分には何を求められているのか，皆さんに声をかけてきた師長やチームの主任などの管理者に確認してみましょう。また，組織によっては書面などでまとめられているところもありますので，読んでみると理解が進みます。

どうして自分が指導者を任されたのか

　「どうして自分が指導者を任されたのか」を聞いてみましょう。具体的な理由が伝えられずに指導者になったために，「どうして私が指導者なのだろう？　まだ自分のことで精いっぱいなのに」「やっと一人前に働けるようになって，少し自分らしく働けるかな，と思った時期だったのに」などと，指導者になったことを前向きに捉えられない場合もあります。また，指導をしてみたいと前向きな気持ちをもっていた場合であっても，なぜ自分が指導者に選ばれた理由がわかると，自分がどのように組織で認められ，期待されているのかが理解できて，より気持ちも前向きになるのではないでしょうか。

　任命される理由は，看護師3年目になったから4年目になったから，ということだけが，指導者になる理由ではないと思います。「あなた」に指導者を担ってもらいたい理由があるはずです。その理由を知ることで，指導者という役割を担うことを納得でき，与えられた機会を看護師としての成長にう

> **指導者としての役割を知る**
> ・管理者に教えてもらうことによって
> ・なぜ自分が任されたか管理者に聞くことによって
> ⇒具体的な行動を知る

まくつなげていくことができます。

2. 指導を通して成長する

　読者の中には，指導者はすべてのことを完璧に教えられる人がなるものだ，そのため私にはまだ難しいし自信がない，と思う人もいるかもしれません。しかし，決してそうではありません。むしろ指導者という役割を通して，今よりも成長し大きな存在となっていけばよいのです。

　新人にとっては，OJTが大事な学びの機会であることを考えると，適切な指導を受けることができるというのがもちろん重要になります。しかし，教える側に立ったとき，「自分が知っている，わかっている，できる」ということと，それらを相手が知るように，わかるように，できるように教えるということは異なります。そのため，相手に変化をもたらすことができるように教えていくために，教えるという活動を通して指導者として成長できればよいのです。

★教えることは学びなおす機会

　教えるためには，知っていることやわかっていることを，より深く理解していくことが必要ですし，あいまいなことが少ないほうがよいでしょう。また，看護実践でも同じです。自分はできていても，自分はすでにその技術や動作が自動化してしまっており，果たしてどのように実施しているのかを意識していないため，相手ができるようになるようにはどのように教えたらよいかわからない，ということが生じます。

　そのため，教えるときには必ず学びなおす作業が必要になるので，看護師

としてあらためて知識や技術を確認する機会となりひとまわりもふたまわりも成長する可能性が高くなります。

＊異なる価値観に触れる

　指導者になると，これまで出会ったことのない自分とは違う価値観をもつ新人と出会うことになります。加えて，先輩や同僚とも指導に対する考えが異なることもあるでしょう。皆さんは自分と異なる価値観をもった人と出会ったときにどういう感情を抱くでしょうか。患者さんであれば，異なる価値観の人を理解し，受け止め，看護をしていくことが必要であることは理解されていると思います。

　では，指導においてはどうでしょうか。指導においても同じです。異なる価値観や経験をもつ新人を責めたり，否定しても意味がありません。むしろその人のことを理解しようとする気持ちや構えをもつことができるようになっていくことが人として欠かせません。指導者もこれまでの価値観が揺るがされたりするため，容易ではないかもしれませんが，このようなプロセスを通じて，人として成長していくことができます。

　そのため，指導者という役割を担うことで，それまでの自分にはなかった物の見方，他者への指導力がついていくでしょう。

＊与えられた役割を受け入れ，挑戦してみる

　看護職は専門職ですので，看護師になってからも学び続けることが求められています（図1）。学び続けるというと，大変だと思うかもしれませんが，指導者の役割を遂行することはこれまで述べたように必然的にさまざまな学びをします。さきほども説明したように，教えるときには，自分が普段行っている看護技術の手順や意味，根拠などを振り返り，相手に伝わるように学びなおします。新たな知識や技術などを覚えることだけが学びではなく，このような行為自体も指導者にとっては学びとなります。そのため，このような経験を通して，指導者自身が成長していくことは可能です。

　指導者をしていると嬉しかったり楽しいことばかりでなく，ときには大変なことやつらいこともあるかもしれません。しかし，与えられた役割を受け

> **8. 看護者は，常に，個人の責任として継続学習による能力の維持・開発に努める。**
>
> 看護者には，科学や医療の進歩ならびに社会的価値の変化にともない多様化する人々の健康上のニーズに対応していくために，高い教養とともに高度な専門的能力が要求される。このような要求に応えるべく，<u>計画的にたゆみなく専門職業人としての研鑽に励み，能力の維持・開発に努めること</u>は，看護者自らの責任ならびに責務である。
> 日本看護協会は継続教育の基準を提示するとともに，様々な継続教育のプログラムを実施している。看護者は，自施設の現任教育のプログラムの他に，都道府県看護協会が開催する研修，専門分野の学会・研究会，及び各種研修などの継続学習の機会を積極的に活用し，専門職業人としての自己研鑽に努める。

図1 「看護者の倫理綱領」における看護職の継続教育の必要性
日本看護協会：看護者の倫理綱領．2003．下線筆者

入れて挑戦してみることによって，指導者という役割を通して，今よりも少しずつ成長していくことができ，指導者自身が看護師として豊かに過ごすことが可能になります。

3. 指導をするうえでつけていきたいちから

　本項目の冒頭で施設によって指導者の呼称や役割は異なることを説明しましたが，ここではすべての指導的立場の人がつけていきたいちからについて説明します。役割によってはすべて必要な場合と，一部のみ必要となる場合があると思いますので，自分の役割と照らし合わせながら考えてください。
　大きく2つに分けられると考えます（図2）。1つ目はリアリティショックの緩和の手助けなど，精神的な支援です。2つ目は社会化を促すための支援です。社会化という言葉の意味はⅢで扱いますが（→p.44），新人が配属された部署で仕事をしていくために必要なちからをつけていくための支援をする，と解釈してください。仕事をしていくためには，看護技術を獲得して

Ⅰ　指導者として期待される姿　　025

役割	①リアリティショックの緩和の手助け
	②社会化を促す支援
	－技術獲得へのかかわり
	－知識獲得へのかかわり
	－態度獲得へのかかわり

- 目標設定をする
- 目標到達のための指導をする
- 到達状況を評価して，次の学習や指導につなげる
- 経験からの学びを促す

つけたい力
・相手の理解，成人学習者の特徴の理解
・動機づけ
・ティーチング，コーチング，カウンセリング
・行った指導を振り返ることができる
・新人とともに考えることができる
・新人を"待つ"ことができる

図2　指導者の役割とつけていきたいちから

いくこと，知識を身につけること，看護師としてそしてその部署で働いていくうえでの態度を培っていくことがあげられます。

　新人が配属された部署で仕事をしていくためのちからをつけていくことができるような指導や支援をするために，指導者がつけたいちからを次から説明します。

✻ 新人にあわせた目標の設定

　まず，病院や部署ですでに決められている到達目標を，1人ひとりの新人にあわせた目標にしていくことです。そのためには，病院や病棟ですでに決められている新人の育成目標や育成計画について，指導者も理解することが必要となります。新人は学生時代に経験してきたことや，さまざまなことを覚えて身につけていく速度は人によって異なります。そのため，1人ひとりにあわせた目標設定とそれをもとにした指導が必要となります。

✻ 評価をするちから

　次に，新人が次のステップへの学びを進めていくこと，そのための指導や

支援をするための"評価をするちから"です。評価をするというと難しいと思うかもしれませんが，新人の実践をみて，「できている」「できていない」と捉えることも評価ですから，日々行っているものだと思ってみてください。

　指導という側面から考えてみると，新人が成長していくために評価をするわけですから，次の学びや指導にいかしていくための評価とすること，目標と照らし合わせて今の状況はどうなのか，を意識しながら評価していくことが大切です。

＊振り返っていくことができるちから

　机上の知識だけではなく，実際の経験を振り返り，そこから学んでいくことが私たちには求められます。したがって，新人も日々の看護実践を振り返り，そこから学んでいくことで，自身の看護実践能力を高めていくことが可能になります。新人が経験から学んでいくための支援も指導者の重要な役割です。振り返るときは，できなかった場面やヒヤリ・ハットをもとに振り返ることも大事ですが，できたことの丁寧な振り返りも大切です。1人で振り返ることもできますが，他者とともに振り返りをすることは，自分では気づいていなかったことに気づくきっかけになったり，自分では具体的に考えづらい次への行動を丁寧に考えることができます。また，指導者としても新人がどのようにその出来事を捉えているのかなどを知ることができ，より深く新人を理解して，自分の指導につなげていくことが可能になります。

　これらの指導をしていくうえでは，成人学習者としての新人を理解し，新人とともに考えていくこと，ときに動機づけやコーチングも必要です。そして何より，新人1人ひとりに適切な指導や支援とするためには，自分が指導や支援をした結果，新人はどうなったのか，どういう指導や支援だったからこのような結果が得られたのか，という自らの指導や支援について"振り返っていくことができるちから"をつけていきましょう。

＊新人を待つことができるちから

　そして最後に，"新人を待つことができるちから"をつけられるとよいと思います。待つというのは放任することではありません。新人は指導者の問

いにすぐに答えられないこともあるでしょう，そのとき，急かして答えを求めるより，少し待つことによって新人は自分の考えを発言することができるかもしれません。

　また，目標に向かってすぐに成長していくわけでもないかもしれません。まだできるようにならない，と思うだけではなく，少し待ってみる，そうすると少しずつかもしれませんが，新人は成長していっていると思います。待つことができるのは，ある意味では指導者として，新人が成長していくときのプロセスが感覚的・経験的にわかっている，ということでもあります。そのため，初めて指導者になると，新人の成長のプロセスがよくわからないため，あせってしまい待つことができないというサイクルに陥ってしまいがちです。そのようなときは，指導者である先輩に相談できることも指導者としては必要なちからになるでしょう。

4. 配慮と工夫をして指導場面で言葉を使う

　指導の場面では，よいことだけではなく，伝えづらいことや言いづらいことも，あえて新人に伝えなくてはならないことが多くあります。

　伝えられた内容が正しく，的を射たものであったとしても，言葉づかいによっては，心理的にその内容を受け止められないこともあります。新人と指導者の関係が築けていれば，先輩は他に気になることがあるから少し機嫌がよくないのかもしれない，忙しすぎて少し余裕がないのかもしれない，と思えることもあるかもしれませんが，指導者も新人もお互いのことがまだよくわからない時期は，指導者の言葉に一喜一憂してしまうこともあり，「指導者が指導したかった内容よりもどのように言われたのか」だけに新人の意識がむいてしまうこともあります。そのため，言葉の使い方や言い方は指導を意味あるものにしていくためにも大切です。

＊年上の新人に教えること

　また，年上の新人に教えることに難しさを感じる指導者もいます。その理由をたずねてみると，「どのような言葉づかいをしたらよいかわからない」

ということがあげられます。例えば，「敬語で言わないといけないのだろうか」「"それでいいですよ"と言うと上から物を言っているようで，相手にいやな思いをさせてしまいそう」などです。そのため，必要以上の敬語を使ったり，まわりくどい言い方になってしまい，この場合も結局何を指導したかったのか相手に伝わらないことがあります。

　まず大事なことは，指導者として伝えたいことは伝える，そして伝えている内容と態度が一致していることです。一致していないとどちらのメッセージを受け取ればよいのか，新人はわからなくなります。

＊ 常に相手を大切にした言葉を使う

　次に，常に相手を大切にした言葉を使うことです。自分より年下であるため，指示的なことば，威圧的な言葉を使ってよいということはありません。新人自身，自分が大切にされていると感じられないと，看護の受け手である患者を大切にすることはできません。

　また，そのような指導で育てられた新人は，自分が指導者になったとき，新人に対して自分が指導者に受けたような威圧的な態度をとってしまうかもしれません。相手を大切にしたことばというと難しく感じるかもしれませんが，自分が言われて嫌なことは言わない，ということならできそうではありませんか。このように考えると，新人が自分より年下であろうが年上であろうが，言葉の使い方は大きく変える必要がないともいえます。

相手を大切にする＝我慢する，ではない

　相手を大切にすると，とかく自分が我慢すればよいのだと思いがちです。しかし，指導者が我慢ばかりしているのでは，新人はよいかもしれませんが，指導者にとってはよくありません。目にしたり耳にしたことがある方も多いと思いますが，相手も自分も大切にした自己表現であるアサーションが大事です。指導者自身も，自分の考えや欲求，気持ちなどを率直に，その場の状況にあった方法で述べることが大事です。

　例えば，新人が指導者である自分の話を軽んじているようで嫌な気持ちを抱いたとします。皆さんはどうしますか。あとで休憩室で他の同僚と「あの新人ね…」と話して気持ちを発散することもよいかもしれませんが，新人に

> **言いづらいことを伝えるときのクッション言葉**
>
> ・言いたいことがあるけど，言ってもいいかな
> ・これは私の考えだけど
> ・そういう考えもあると思う
> ・あなたの気持ちもよくわかる
> ・あなたの成長のためにあえて言うと
> ・忙しいなかで申し訳ないけれど

中井俊樹編著：看護現場で使える教育学の理論と技法．88．メディカ出版．2014．

は自分のとった態度が相手に与えた影響を気づくきっかけを逃してしまっていますし，指導者としても「前にこんなことがあったから，指導するのが嫌だ」と思ってしまう可能性もあります。それでは建設的な関係とはいえませんので，相手の気持ちを慮（おもんぱか）りながら，ことばを発してそこから対話をしていくことが大事です。このように言いづらいことを伝えるとき，具体的にどのような言葉を使ってみるとよいか示しました。

＊意欲を向上させたり，低下させた言葉

また，どのような先輩の言葉が仕事への意欲を向上させたり，低下させたかも文献を参考に紹介します（表1）。この表に示されていること以外に，皆さんが新人のときや新人のときでなくても，指導を受けたとき，どのような言動で意欲が向上したり低下したか，思い出しておきましょう。よかったことは自分の言葉の引き出しの中身を増やすことに，よくなかったことは反面教師にしてできるだけ使わないようにするだけでも，指導をするときに使うことができる言葉の幅が広がります。

衝動的に言葉を口にしてしまう傾向があり後悔することが多い人は，一呼吸してからことばを発することを意識してみると，自分も後悔しづらい言葉を発することができる可能性が高くなります。

表1　仕事への意欲を向上・低下させた先輩看護師の言動

意欲を向上させた	意欲を低下させた
・がんばったね ・さすが ・期待しているよ ・あのときはこれができてなかったけど，今は成長した ・やることはきちんとできているから，自信をもってやればいいんだよ	・みんな大変なんだよ ・こんなこともわからないの ・まーいいわ，私がやる ・この前もこんなことあったよね ・ありえない ・これくらいできなくちゃ，だめよ ・邪魔

中井俊樹編著：看護現場で使える教育学の理論と技法．25，メディカ出版，2014．

5. 定点観測で新人の変化に気づき支援する

　指導者として，毎日新人とともに過ごしていると，自分が中心となって指導をしたり必要なときに支援をすることができますが，ずっと同じ勤務帯で仕事をしていくことは難しいのが現状です。

オープンクエスチョンで問いかける

　いつも同じ勤務帯ではなくてもできることがあります。それは，新人の変化にささいなことであっても気づくこと，そしてその変化に対応することです。そのためには，勤務が一緒になったときや，同じ勤務ではなくても日勤と夜勤の交代時などで時間をともにするときに，意識的に新人に自分から声をかけてみることです。「最近仕事には慣れましたか」「元気ですか」「今日の仕事はどうですか」などどのようなことでもよいです。そうすると，何か相談したいこと，聞いてほしいこと，相談してもよいかわからないけれどひとまず話してみよう……，など新人も何か話してくることもあるかもしれません。また，相手の気持ちや置かれている現状を知ることができるよう，オープンクエスチョンで問いかけてみることで，思いもよらない新人の気持ちを知ることができるかもしれません。

声をかけ続けることで，新人が必要とする支援につながる

　一方で，「何もありません」とそっけない言葉が返ってくることもあるかもしれません。そのときは，新人は指導者からの支援は特に必要としていない，ということだと解釈することができます。それでも，担当の新人と職場

で会ったら，できるだけ声をかけ続けてみてください。そうすると，新人が本当に指導者に支援を求めたいときに，指導者が声をかけたときや，指導者と職場で会ったときに自分から声をかけて支援を求めてくることもあると思います。結果的に新人が必要とする支援を提供することが可能になります。

＊定期的な声かけで新人の状況を把握する

　もう1つ，定期的に声をかけることは，指導者が新人の状況を把握することにつながります。例えば，指導者が声をかけたとき「大丈夫です」と返事をしてきたとします。そのときの声色が明るければ，指導者としても大丈夫なんだと捉えることができますが，なんとなく疲れた声や，いつもより沈んでいる声色で「大丈夫です」と言っていたら，大丈夫ではなさそうなことがわかると思います。"いつも"と比較して，今どうかを判断できるのは，いつも声をかけて新人の様子を観察し，捉えているからできることです。

　このような声かけをし，新人の様子を捉えて対応するというのは，まさに新人の成長に寄り添ってともに歩んでいこうということを，言葉だけではなく指導者が態度で示すことにつながります。

［文献］
1) Billings, D.M., Jeffries, P., Roweles, C.J., et al: A partnership model of nursing education to prepare critical care nurses. Excellence in Clinical Practice, 3(4), 3, 2002.

Ⅱ 看護におけるOJT

1. 新人看護師が学ぶ機会

　新人看護師が看護実践能力を高めるために学ぶ場や機会にはどのようなものがあるでしょうか。図3をご覧ください。

　新人看護師の学びを支えているのは、OJT（on the job training）だけではなく、Off-JT（off the job training）である施設全体での集合教育や部署ごとの勉強があります。もう1つ、専門職として特に重要になってくるのが自己学習です。自己学習とOJT、Off-JTがそれぞれよい連携をしていくことができると、新人にとって、とてもよい学びとなります。

　そういう意味では、OJTであってもOff-JTであっても、新人にとっては仕事をしていくうえで必要となるさまざまなことを学ぶ場であることに変わりありません。

　新人看護職員研修ガイドラインにも、「現場での教育、集合研修、自己学

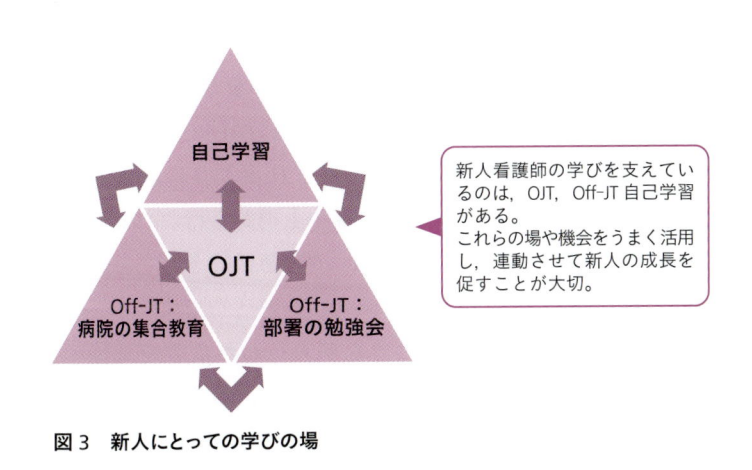

図3　新人にとっての学びの場

> 新人看護師の学びを支えているのは、OJT、Off-JT 自己学習がある。これらの場や機会をうまく活用し、連動させて新人の成長を促すことが大切。

習を適切な形で組み合わせる。講義形式のものに関しては，通信教育やe-ラーニング研修などのITを活用した方法もある。また，Off-JT → OJT，OJT → Off-JT のスパイラル学習は効果があるといわれていることから，Off-JT と OJT は研修目標にあわせて組み合わせることが適当である」と示されています。このように，新人に身につけてもらいたいと考える能力の獲得をめざした研修目標に照らし合わせて，どちらの方法がより効果的であるかを考える必要があります。

　また，皆さんの施設の Off-JT を思い出していただくとわかるように，Off-JT は時間的に限りがあります。そのため，1つの看護技術にしても，実際に新人が研修の時間内に経験できる回数は限られています。コミュニケーションに関する研修などがある場合でも，実践を通して身につけていくのは，働いている現場，つまり OJT が展開される場であるということになります。OJT/Off-JT どちらの方法であっても，新人が仕事をしていくうえで必要な能力を身につけるためのものになっていることが大切です。そのため，それぞれがかけ離れていたり，教えられる内容や方法が異なるのではなく，本質的には同じである必要があります。

2. OJT でねらいたいこと

＊仕事で必要な能力を身につける

　OJT と Off-JT の比較については，表2 を見てみましょう。
　OJT でめざすことは，仕事に必要な能力を身につけていくことです。
　OJT は，日本語では「職場内教育」と呼ばれるように，新人に対して職場の中では新人よりも経験年数の多い先輩や上司から行われる，職務に必要な能力（知識・技能および態度）の向上，改善を目的として，仕事を通じて行う計画的・合目的的・継続的かつ組織的な教育活動です[1]。
　計画的な OJT は「日常の業務につきながら行われる教育訓練のことをいい，教育訓練に関する計画書を作成するなどして，教育担当者，対象者，期間，内容などを具体的に定めて段階的・継続的に実施すること」[2] と定義さ

表2 　OJTとOff-JTの比較

	OJT	Off-JT（集合研修）
研修ニーズ	・個人の研修ニーズに対応した目標を設定できる ・ニーズの把握が容易	・研修ニーズの同一の者を集めるので研修目標の設定が容易である
適用内容	・個別的特殊的内容を教育できる ・業務に密着した実践的知識・技能の啓発に適している ・後継者育成に効果的である	・原則的・基準的・体系的知識，技能等の習得に適している ・高度な専門的知識，技能の習得に適している ・研修員を一定水準までレベルアップするのに効果的である ・組織の枠を超えた視野の拡大や幅広い価値観に触れることができる
実施方法など	・研修機会が日常的に得られる ・反復実施が可能である ・上司の率先垂範のもとに行い得る ・時間的，場所的制約がない ・フォローアップしやすい	・職務を離れているので研修に専念できる ・効果的なカリキュラムを組める ・有能な指導者を得やすい ・多数の者を効率的に研修できる
効果	・結果が直接業務の向上につながる ・職場を通じて実際的に習得するので研修の歩どまりが高い ・能力向上の結果がわかりやすい ・態度変容，行動改善に効果がある	・相互啓発が可能となり，視野の拡大や自分の欠点の確認に効果的である ・全体的にレベルアップが可能である ・必要な知識等を早く周知させ得る
付随効果	・上司と部下との相互理解・信頼関係に役立つ ・教育的職場風土の醸成に効果的である	・他部門の者との人間関係の緊密化に役立つ ・連帯感・一体感の醸成に効果がある

川端大二：研修管理．研修基礎講座No4 研修管理，58．産業労働調査所，1985．

れています。

　皆さんは「仕事をするうえで必要な能力は何ですか？」と尋ねられたとき，どのように答えるでしょうか。部署で働く際に必要な看護技術，業務を進めていくために必要な物品の場所を知っていること，患者さんとかかわることができること，決まり事を覚えていること……など多くのことがあげられると思います。皆さんがあげたことはすべて，仕事をしていくために必要な能力です。そのため，OJTで行うことは，大きな枠で考えていくと"仕事の伝授"となりますが，"職場の日常業務の円滑な遂行"と"個人の自立・成長・巣立ち"に分類することができます[3]。

職場の日常業務の円滑な遂行

　1つ目の"職場の日常業務の円滑な遂行"を考えてみると，チームや病棟，病院・施設としてめざしている看護を実現するために，新人が力をつけるこ

とは欠かせません。それは新人であっても組織の一員であるため，1人のメンバーとしてできる業務を行うことを通して，組織への貢献を果たすことが求められるからです。

　教える側としては，実践に直接関係してくる看護技術を教えることはOJTとして当然必要なことだと思いますが，態度については"なぜ指導しなくてはいけないのか？"と疑問を感じることもあるようです。しかし，日常業務の円滑な遂行を考えた場合，いくら看護技術を完璧に行うことができたとしても，患者・対象者と，またチームメンバーと円滑な関係性を結んでいくことができなければ，よい看護を提供できているとはいえないでしょう。仕事をしていくために必要な能力として，さらに身につけてもらいたい態度がある，と考えるのであれば，それはOJTとして伝えていく，指導していくことが必要です。

個人の自立・成長・巣立ち

　1つ目の"職場の日常業務の円滑な遂行"は，組織で活躍してもらえる人を育てるという目的と考えることができます。2つ目の"個人の自立・成長・巣立ち"は，単に組織に貢献してほしい人を育てる目的だけのOJTではなく，看護職としての能力を開発し，成長していくというように，単にこの組織での活躍をめざした人材育成ではなく，もっと幅広く看護職としての成長を促すようなかかわりです。そのためにも，業務遂行能力をつけるだけでなく，そもそも看護とは何か，看護師がもつ役割や機能，患者の捉え方や関係性など看護の基盤となるところを育み，そして個々の新人がもつ興味関心や強みを伸ばしていくようなかかわりが必要となります。

3. OJTの必要性と展開の難しさ

　新人看護師のみならず看護職にとってOJTはとても大切な学びの場となります。ところが教える立場に立つと，新人を教えることが楽しみ/喜び，と感じる方がいる一方で，教えることは苦痛/負担だ，と思う人もいるでしょう。また状況によっては，楽しくもありつらくもあり，というように両方の感情を抱くかもしれません。さまざまな感情を抱いても，新人が育つ

めには，どのような場を創造するかが，教える側，教えられる側にとって大切なことです。

それでは，仕事を覚えていくうえで，なぜOJTが重要な役割を果たすのでしょうか。それは，成人の能力開発の7割が職務上の直接経験によって決まるといわれているからであり，OJTは，若手社員が職務上の経験から学ぶことを促すがゆえに有効な教育手法になりうる[4]ためです。

＊実践経験から学び成長する

おとなの学習者が学習をしていくうえで，経験が重要な学習資源になることはよく知られています。皆さんも，単なる机上の学びだけではなく，実際に患者や他のスタッフとのかかわりによって多くのことを知ることがあるでしょうし，"そういうことなのか"という気づきや学びもあると思います。

新人看護師も，おとなの学習者としてさまざまな実践での経験を通して現場で働いていくために必要なことを学んでいきます。このように考えると私たちにとって，働く場イコール学ぶ場になりますが，学生のときに実習の経験はあってもライセンスをもって看護師として働くのは初めてという意味では，新人看護師にとってはさらに，働く場イコール学ぶ場の色合いが濃くなります。だからこそ，学ぶことをより意義あるものにするために，新人の自主的な学びをサポートしたり，ときには先輩から教えていくこと，つまりOJTが必要かつ重要になります。

＊OJTのメリット

OJTのメリットには，次の5つがあります[5]。①実践と訓練（学習）が密接に結びついており学習者に意欲をもたらす，②仕事上のスキルを効果的に学習することができる，③低コストである，④自由がきく（必要なときに実施することができる），⑤学習したことを仕事に転移しやすい，ということです。

これらのメリットを考えると，OJTは集合研修（Off-JT）に比べて，より1人ひとりにあわせて仕事に必要な能力をつけてもらえるようアレンジすることができます。また，学習者である新人も，教わったことと今現在，直

> **OJTのメリット**
> ❶実践と訓練(学習)が密接に結びついており学習者に意欲をもたらす
> ❷仕事上のスキルを効果的に学習することができる
> ❸低コストである
> ❹自由がきく(必要なときに実施することができる)
> ❺学習したことを仕事に転移しやすい

面・経験していることが直結しているため,納得もしやすく学習としても定着しやすくなります。

＊看護現場でOJTを展開する難しさ

　OJTの必要性やメリットについては,理解していただけたと思いますが,看護現場においてOJTを展開するのが難しい理由はどこにあるか少し考えてみましょう。

事前にすべてを計画しておくことができない

　すべてのOJTを事前に計画しておけないということが教える際の難しさとしてあります。例えば,「今日はこれをしましょう」と新人と指導側が確認をしあって学ぶ内容を決めることができる場合もあるかもしれませんが,患者の状況によって突然何か新しいことを学んでもらわなくてはいけなくなったり,振り返りを一緒にしている中で新人が知らないことやわからないことがあったことが発覚して教える機会が生じたりと,"突然"教えなくてはいけない場面が出てきます。その際,教える側も学ぶ側も準備が整っていないため,教える側が適切に教えられていないのではないか,と不安になることがあります。

患者のケアが最優先になる

　また,看護をするにあたり最も大切なことはケアの受け手である対象者の安全や安楽,尊厳を守ることです。そうなると,教える−学ぶ場面でありつつも,看護を行うことが最優先となり,教える−学ぶことが後回しになりま

す。したがって，後回しになった状況をどのように学びとして再度位置づけるか，また事後に振り返るわけですから，決まった時間内に業務を遂行していく状況下においてどのようにその時間を確保し，学びにつなげるかということも課題となるでしょう。

学ぶ側のレディネス，学習進度に個人差がある

　もう1つOJTは難しいと多くの方が考える理由には，学ぶ側である新人のレディネス（準備状態）や学習進度に個人差があることがあげられます。看護師の場合は，一般企業で働く社会人とは異なり，看護基礎教育（看護師免許を取得するまでの教育）において，実習や演習で看護に必要な知識や技能，態度を学び実体験をしています。しかし，その体験や到達度も新人それぞれによって異なるのが実情です。そのため，一律の目標設定や教え方ではうまくいかないことも多く，個別にあわせたOJTが必要となるため，教える側は難しいと感じることが多いようです。

　さらに新人個々の違いがあるものの，年間計画はすでに決まっているため，教える側が「思うように覚えてもらえない」「私の教え方が悪いのではないか」「計画通りに進まない」とあせってしまい，うまくいかないという思いを抱いてしまうこともあります。

4. OJTとOff-JTがつながる仕組みをつくる

＊連動するための仕組み

　OJTとOff-JTは自然には連動していきません。主に管理者や指導者がOJTとOff-JTをつなげていくための働きをすることが必要です（図4）。

指導者ができること

　指導者にもできることがあります。それは新人がOff-JTの研修で何をどのように学び，どのような成果を得て部署に戻ってきたのかということにアンテナを張ることです。新人に直接聞いてもよいでしょうし，研修の企画や運営に携わっている部署の先輩に教えてもらうこともできるでしょう。

指導者として	管理者として
●Off-JT の研修で新人が学んだ内容や方法を知る ●そのために，研修の企画や運営に携わっている先輩に尋ねる	●Off-JT 研修で使われた資料（紙，映像など）を誰もが見られるよう保管する ●研修をふまえて，指導者に OJT で指導してもらいたいことを言葉で伝え，伝わったかを確認する ●OJT で指導している指導者が困っていないか支援する

図 4　Off-JT と OJT が連動するための仕組み

管理者や教育担当者ができること

　連動させていく要になるのは，管理者であり教育担当者です。研修で使った資料を誰もが見られる場所に保管しておくことでもよいでしょう。口頭で説明できる機会があるのであればその機会を活用して，新人が学習したことや研修で強調して伝えられたこと，そして OJT で重点的に指導してもらいたいポイントを，実際に OJT で指導する先輩に伝えます。そうすることで初めて両者は連動し始めます。

＊Off-JT で行われた内容や方法を知る

　Off-JT の計画や実施に携わっている人や，それに出席した新人は，研修のことをよく知っているでしょう。ところが，OJT を実践している指導者は，Off-JT の内容や方法を把握しているでしょうか。Off-JT の計画や実施に携わっている人は，把握しているかもしれませんが，指導者もその内容を知っておくことが新人を育てるためには必要となります。直接指導する先輩は，Off-JT の内容や方法を知る努力をしたほうがよいでしょうし，またそこで行われている方法のように自分が実践できているかどうかを確認することが望ましいでしょう。

　また，直接新人を指導する機会は少ないけれども，Off-JT の企画運営をしている人や部署の勉強会を運営している人は，直接指導する指導者に集合研修や新人向けの勉強会の内容を伝え，指導者が理解できるような仕組みを作る必要があります。

＊マニュアルの整備

　新人は研修や勉強会で習った大切なポイントと，先輩が実際に行っている方法が異なり戸惑うこともしばしばです。戸惑ったことで，「どちらが正しいのかわからない」という思いを抱くことにつながっていきます。こうした思いをもつことは，仕事をするために覚えてもらいたい確実な方法が新人に伝わらないことにもつながります。そのため，その部署や施設全体で行われている手順自体が基準に沿ったものなのか，指導する側1人ひとりが確認をしたり，マニュアルを整備していくことも必要不可欠なことになります。

5. OJTをよりよく機能させるために

　では，OJTをよりよく機能させるためには，どのような取り組みが必要でしょうか。

＊指導者が育つこと

　まず，当たり前のことですが，指導者の育成があげられます。指導者になる前の研修は多くありますが，最も困難や戸惑いに直面する指導をしている最中や，指導者をしたことが自分にとってはどういった意味があったのかを振り返る時期である指導後の研修なども重要です。指導者という役割に取り組む前から終わった後までの継続的な研修や部署での支援が必要です。

　指導者の皆さんは，教えることを通して，ぜひ指導力を向上させ，自分の行っている指導に自信をもっていってください。

＊事例の蓄積

　OJTで直面しやすい困難や戸惑い，うまくいった事例を蓄積していきましょう。OJTの内容や方法には決まりきったものはありません。だからこそ学ぶ相手に合わせた方法や内容で行うことができます。指導経験が多い人からすると，さほど困難を感じなかったり，新人に対して異なるアプローチをとることができ，相手に合わせた指導がうまくいくこともあるかもしれま

せんが，指導に関する経験知が少ない指導者の場合には，戸惑いや困難に直面することが多くあります．また，指導経験が豊富な指導者の場合でも，新人が変われば直面することも変わるでしょう．

　そこで有効なのが事例を蓄積しておくことです．看護師が患者との関係の中で看護を学び深めるように，指導においても指導する・教える経験を通して，自分の力を高めていくことができます．また，こうした事例の蓄積は指導者にだけ有効なものではありません．管理者として指導者や新人をどのような視点で支援すればよいかという，大切な，しかも部署や施設の特徴に合わせた貴重なテキストとなっていきます．

［文献］
1) 松尾睦：育て上手のマネジャーの指導方法―若手社員の問題行動とOJT．日本労働研究雑誌，639，40-23，2013．
2) 宗方比佐子：組織のキャリア発達支援．産業・組織心理学ハンドブック（産業・組織心理学会編）．丸善，76-79，2009．
3) 寺澤弘忠：OJTの実際―キャリアアップ時代の育成手法　第2版．日本経済新聞社，35-41，2005．
4) 桐村晋次：人材育成の進め方　第3版．日本経済新聞社，2005．
5) Zolingen, S. J., Streumer, J. N., Jong, R. D., et al: Implementing On-the-Job Training: Critical Success Factors. International Journal of Training and Development, 4(3), 208-216., 2000.

Ⅲ 新人看護師の特徴

1. さまざまな"新人"看護師

　新人看護職員研修ガイドラインでは，新人看護職員とは「免許取得後に初めて就労する看護職員のことである」と説明されています。
　"免許取得後に初めて就労する"といっても，さまざまな新人がいます。一番イメージしやすいのは，高等学校を卒業してから専門学校，短大，大学に進学して看護を学び，免許を取得した新人でしょう。他には，看護以外の社会人経験を経てから看護の学校に進み免許を取得した人，社会人経験はもたないけれども看護以外の学習経験があり方向転換をして看護をめざした人など背景はさまざまです。また，初めて就職した施設を1年以内に退職して年度の途中で就職してきた人など免許取得後に初めて就労する人ではなくても，現場では"うちの病院や部署では新人"といわれる人もいるでしょう。このように，"新人"といっても一概にはまとめて考えることができない現状があります。

＊個別性を活かすための個々に合わせた指導

　特に，いわゆる22歳前後で看護師として初めて就労する以外の新人は，教える側よりも年齢が上になったり，社会人としての勤務経験が長かったりする場合もあり，教える側が特に難しさを感じることも多いようです。しかし，こうした看護師はこれからますます増えていくでしょう。それは，社会保障と税の一体改革による医療・介護サービス提供の改革が進んでいるためです。
　2025年には団塊の世代が75歳を超え，多死社会になる中で，2025年までに今よりさらに50万人の看護職員の確保が必要との試算が示されています。

一方，少子化が進んでいるため，18歳人口だけではなく大卒社会人経験者などを対象とした新たな養成制度の創設が提案されています。このような状況において，厚生労働省は看護師養成所（専門学校）で社会人経験のある学生を受け入れるための指針として，「社会人経験者の受け入れ準備・支援のための指針」を2015年に出しています。この指針は看護基礎教育機関に向けたものですが，看護専門学校では約24%の学生が何らかの社会人経験や他の学問領域での学習経験があるという結果もあり，これからますますこうした新人が増えていくでしょう。

　また，看護をめざす年齢などの背景に関係なく，自他ともに思うように独り立ちができずに特別な配慮やかかわりを必要とする新人も存在します。したがって，一言で"新人"といってもさまざまな人がいること，そのさまざまな新人の個別性を活かしていくためにも，個々にあわせた指導が必要となります。このような意味でもOJTは看護において必要不可欠です。

2. 新人看護師と社会化

　社会化という言葉を初めて目にする方もいるかもしれませんが，社会化とは「個人が組織での役割を果たす為に必要な社会的知識，技術を獲得するプロセス」[1]です。職務に必要な能力（知識・技能および態度）の向上，改善を目的として，仕事を通じて行う計画的・合目的的・継続的かつ組織的な教育活動がOJTの説明としてありますから（「Ⅱ．看護におけるOJT」p.33参照），OJTは社会化を促していくための1つのかかわりと解釈することができます。

　新人は，働き始めると現場のさまざまな現実に直面し，リアリティショックを感じることがありますが，それらを乗り越えて看護師という仕事，この職場になじんでいくことが必要になります。新人が感じるリアリティショックの一部を文献[2]をもとに紹介します（図5）。

＊職業社会化

　看護における社会化を考える場合，2つの社会化を考えることが必要です。

医療専門職のイメージと実際のギャップ	看護・医療への期待と現実の看護・医療とのギャップ	組織に所属することへの漠然とした考えと現実の所属感とのギャップ	大学教育での学びと臨床実践で求められている実践方法とのギャップ
A病院は一番いい医療をしている	看護の魅力は、患者の一番近くにいられること	人間関係が一番不安かな？	大学の実習では患者の尊厳が強調されていた
こうなりたくないという人ばかりいるので、何を望めばいいかわからない	技術や処置に追われて、全然患者さんをみられない。話も聞けない	「この人とこの人は仲良くしているけど、実はあの人のこと嫌いなんだ…」とか見えてきてショック	現場では、意識のない患者さんにタメ口や幼児言葉を使っている…

予想される臨床指導と現実の指導とのギャップ	覚悟している仕事とそれ以上にきびしい仕事とのギャップ	自己イメージと現実の自分とのギャップ
厳しくても、熱く指導してくれる先輩と出会いたい	忙殺されて、余裕がなくなってしまうのではないかという不安が今からある	実習では比較的いろいろこなせていた
何かミスがあると、すぐに私のせいにされることがある。弁解が面倒なので、自分が当事者でなくても、すみませんということがある	夜勤のときに仕事が重なって、回っても、回っても終わりが来なくて息苦しくなった。そのときは本当に仕事が嫌だと思った。その次の準夜も忙しくて、本当に限界だと思ってぼろぼろ病棟で泣いた	もうちょっと自分は動ける人間かな、と思っていたけど、よく考えたら点滴のミキシングもやったことなかったし、まして、筋肉注射とか、静脈注射とかもやったことない。意外とできないことが山のようにあって、あー使えないな、自分は、って思った

※白地が学生時代，グレー地が就職後

図5　新人看護師の直面するリアリティショック
文献2より一部改変

　1つ目は，「職業社会化」です。職業社会化（occupational socialization）は，職業に従事するうえで必要とされる知識や技術を取得し，それぞれの地位に伴う役割を遂行するために制度化された行動様式や価値を内面化する過程である，とされていますが，看護師の場合は学内での学習や実習を通して社会人である新人看護師になる前の学生時代からこのプロセスをふみ始めています。内面化していくことが社会化ですから，簡単にいえば看護師を自分の職

業として自身の中に取り込めるか,「看護師としてやっていく」ことが腑に落ちるかどうか,そのプロセスだと考えることができます。

このように考えた場合,新人看護師として働き始めると,職業社会化は完了しているようにも思えますが,果たしてそうでしょうか。学生時代の実習においても「私は看護師に向いていないかもしれない」と考える人もいますが,新人看護師として働き始めてからも,ミスをしてしまったり,自分が思い描いていた状況と異なったりすると「私は看護師としてやっていけるだろうか」「やっぱり看護師に向いていないのではないか」と思い悩むこともあります。そして,この思いが強くなり,解消できないと,看護師を辞めるという選択をする場合も出てきてしまいます。

指導者は職業社会化を促すために,自分が感じている看護のやりがいや楽しさ,看護師として続けている理由などを新人に伝えていくこともできるのではないでしょうか。

＊組織社会化

もう1つの社会化は,組織社会化です。新人が所属する組織には,施設,部署,チームというさまざまな規模の組織があると思いますが,それらの組織で働いていくことができるように,知識や技能,態度を獲得していくことが必要になります。例えばどのようなことが考えられるでしょうか。組織で働いていくために必要な知識,決まり事,コツを覚える,人間関係を構築するなどがあげられるでしょう。もちろん,その組織で働くために必要な技術を身につける,組織で必要な態度を身につけることも必要になりますが,より「その組織」で求められることや価値観自体を内面化していくことが必要になります。

社会化の段階

組織社会化の6つの次元がチャオ[2]により説明されています(図6)。また,社会化の段階には図7のような段階があるとされています。この1つひとつの次元を新人が乗り越えていくことができると社会化が促されていきますので,その次元ごとに指導者がかかわることができます。

指導者は組織社会化を促すために,OJTにより新人のさまざまな能力を

パフォーマンスの進歩	・仕事に含まれる課題をどの程度学ぶか
人間関係	・他のメンバーたちと有効で確かな仕事のうえでの関係をどの程度確立するか
政治	・公私にわたる仕事上の人間関係，組織内での権力構造に関する情報をどの程度入手できるか
言語	・職業に関する専門用語，所属集団に特有の略語，俗語，内輪の仲間ことばに関する知識をどの程度学ぶことができるか
組織の目標と価値観	・組織のもつ目標や価値観をどの程度理解することができるか
歴史	・組織の伝統，習慣等を含む組織の歴史的なことをどの程度理解できるか

図6 チャオによる組織社会化の6つの次元

課題1：人間組織の現実を受け入れる
課題2：変化への抵抗に対処する
課題3：働き方を学ぶ
課題4：上司に対処し，報酬システムの仕組みを解明する
課題5：組織における自分の位置を定め，アイデンティティーを開発する

図7 社会化の諸段階

伸ばしたり，支援していくことが必要になります。なぜならば，社会化は1人だけでできるものではなく，

①個人と他者との相互作用の中で展開される
②個人が所属する文化や社会で必要とされる知識，技能，行動などを習得する過程
③社会がどのようにして個人をそのメンバーとして作り上げていくかという過程

であるように，他者との関係を通して獲得していくものだからです。

　社会化はプロセスとして説明されますから，このプロセスの間には新人側も組織側も，ある意味自分そして相手を探り合っているといえます。新人は，私は価値があるとみなされるか，学習し成長できるか，自分の個性および本来の姿を保持できるか，などのような問いを組織にしますし，組織側はその

新人はわれわれの組織に適合するだろうか，その新人はコツを学び貢献することができるか，その新人は学習し成長するだろうか，という問いをし続けます。これらにある一定のこたえが出ると互いを本当に受け入れていくでしょう。そして一度受け入れたらそれで終わるのではなく，役割が変わることなどで常にこの問いは繰り返されていきます。

この2つの社会化をたどるプロセスを通して，新人はこの組織でやっていけそうだ，組織の側，指導者や管理者はこの新人は組織に貢献してくれるという気持ちをもつことができます。

3. 新人の特徴

新人の特徴を考える際に，いくつか考慮しておくことがあります。1つ目は人間としての成長発達段階，2つ目には学習者としての特徴，3つ目にはその時々で表現される若者の特徴です。

＊成長発達段階

1つ目の成長発達についてです。新人看護師の多くは，年齢的にエリクソン[3]が示した人間の発達段階（**表3**）の青年期に近い状況にあります。しかも社会人として働くことが初めての新卒看護師は，成人しているとはいえ，初めて職業としての看護の世界に足を踏み入れ，看護師という職業アイデンティティを獲得していくという発達課題を抱えているという点において，青年期に似た課題をもちます。青年期の発達課題は，アイデンティティ（自我同一性）の獲得と同一性拡散の克服ですが，青年が同一性拡散の危機を乗り越え，アイデンティティを獲得していくためには，自分を仲間として受け入れてくれる集団に帰属し，集団同一性をまず獲得する必要があります。

また自信のなさというのもあります。それは一見，わかる・できるようになったつもりで就職したにもかかわらず，実際に職場に足を踏み入れてみると，できない自分，わからない自分に直面することが多く自信を失っている状況です。そうするとアイデンティティが揺らいでいきます。成長していくときに，アイデンティティの揺らぎが不要なわけではありませんが，できる

表3　エリクソンのライフサイクル論

ライフサイクル	発達課題	達成に失敗した場合
1. 乳児期	基本的信頼の形成	不信感
2. 幼児前期	自立心の形成	恥辱感
3. 幼児後期	自発性の形成	罪悪感
4. 児童期	勤勉性の形成	劣等感
5. 思春期	アイデンティティの形成	自己の不確実性
6. 青年期	親密性の形成	孤独感
7. 壮年期	生産性の形成	自己埋没感，停滞感
8. 円熟期	統合性の形成	絶望感，嫌悪感

だけ早く危機を乗り越えていくことが必要です。そのため，自己を保つために，さまざまなことを指導者に注意されても「わかります。できます」と防衛的な反応をすることで，自尊心を保っている場合もあります。それは自分で自分を守らないと自分が壊れてしまいそうだからです。

＊学習者としての特徴

2つ目は学習者としての特徴です。新人看護師は，学生から社会人に移行する過渡期にあるという特徴があります。成人学習における学習者の特徴として，個人差はあるものの人間が成長するにつれて，依存的状態から自己決定性が増大していくというものがあります（成人学習者の特徴→p.54）。しかし，特定の過渡的状況では，依存的であるかもしれないとの説明があるように，看護師という役割，職場で期待されている役割や仕事を覚え，同僚との関係を築いていくというさまざまな課題をもつこの移行期においては，やや依存的であり，指導者からどのように学びを進めていくとよいかを示してもらうことが新人にとっては手助けになることが多くあります。

しかし，いつまでも依存的では困りますから，"教える"と"引きだす"の比重を変えていけるとよいと思います。それをよく示しているのが図8です。はじめは教えるティーチングが基本にあり，1回教えたことはコーチングの割合を増やしていき，最終的には教えたことや新人自身が学んだことを確認するというかかわりによって引き出していくようにもっていくことが理想です。

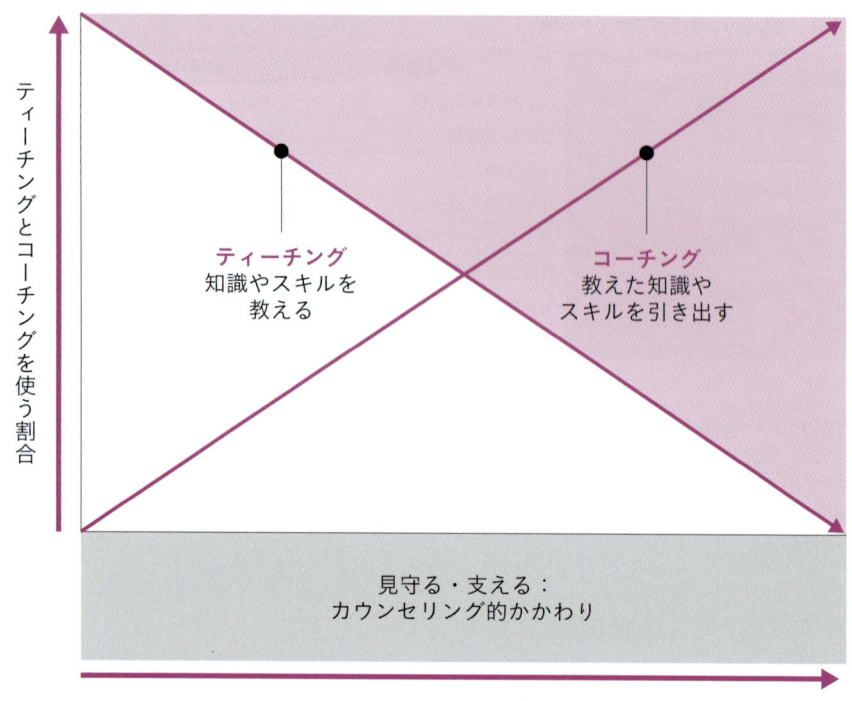

縦軸：ティーチングとコーチングを使う割合

ティーチング
知識やスキルを教える

コーチング
教えた知識やスキルを引き出す

見守る・支える：
カウンセリング的かかわり

横軸：ひとり立ちするまでに必要な期間

図8　ティーチングとコーチングのバランス
文献4より一部改変

＊その時々の若者の特徴

　3つ目は，その時々の若者の特徴です。この特徴を知ることは，学習者である新人の理解につながるため，どのように教えていくか支援していくかを考えるときに役立ちます。この特徴はあくまでも全体の傾向を示しているものですから，この特徴にあてはめて，1人ひとりにレッテルを貼ることはしないでください。むしろ，こういう特徴があるといわれているけれども，この人はどうだろうか？という視点で相手を理解してください。
　時代が変わってもそのときの若者はいつも，「いまの若い人たちは」と異質なものとして扱われることが多いように思います。そして，新人の多くはこの"若い人"であるため，特徴の理解をしておくと教える側の心がまえも

できますし，自分たちが"若い人"だったときと違うところ，変わらないところはここか，と理解し，かかわりの方向性を探っていくことができます。

「ゆとり世代」の特徴

例えば，長い間言われているのは「ゆとり世代」という特徴です。この世代は，他者視点が育っていない，深く考える習慣が育っていない，楽してきれいに成果をあげたい，チャレンジする心が育っていない，年長者と話そうという意識が育っていない，などの特徴があげられています。

他者視点が育っていないというのは，自分の言動が相手にはどのように映るか，その視点が育っていないということです。自分が先輩の話を聞く態度，言葉づかいが相手にどのような影響を与えるか，好意的な態度やそれとも反対の印象を与えるかという点にまで意識を向けることが難しい傾向であると考えられます。他者視点が育っていないというところから考えましたが，いずれの特徴も看護職として働いていくためには，できるだけ改善したり見方を変えていけることが望ましい点ですので，OJTを通して成長していけるとよいでしょう。

「さとり世代」の特徴

近年は，ゆとりを越えた「さとり世代」といわれます。「さとりの境地」という言葉がありますが，そのさとりです。この世代は，「欲がない」「恋愛に興味がない」「旅行に行かない」などといった事柄が存在したり，「無駄遣いをしない」し「気の合わない人とは付き合わない」傾向が高いとされています。さとり世代は物心ついたころには既にバブルが崩壊しており不況しか知らないうえ，インターネットなどの普及による情報社会で育ってきていることから現実もよく知っているため，無駄な努力や衝突は避け，大きな夢や高望みもなく，合理的な行動を心がけているといわれています。そのため，基本的に自信のなさや欲のなさがあり，内向的になる傾向もあるといわれています。そのため，指導者世代がとってきたコミュニケーションスタイルとも異なるかもしれませんし，自分の時間も大切にしたい，だから時間外の先輩との交流や学びをいやがるという傾向もあるかもしれません。

しかし，それをダメと言っても仕方がないため，こちらが意識を変えていくか，今まではそのやり方や態度，考え方でもよかったかもしれないが，

「看護職として働いていくためにはそこは変えていく必要がある」というように具体的に修正を求める方向を示していくことが求められます。

［文献］
1) Van Maanen, J. & E. H. Schein: Toward of Theory of Organizational Socialization. Research in Organizational Behavior, 1: 209-264. 1979.
2) Chao G et al: Organizational socialization: Its content and consequences. Journal of Applied Psychology 79: 730-743, 1994.
3) Erikson, E. H. 著．岩瀬庸理訳：アイデンティティ―青年と危機．金沢文庫，1977．
4) 大部美知子：ゼロから教えて新人教育，102-103．かんき出版，2014．

Ⅳ おとなの学習者である新人看護師

1. 成人学習者の特徴と成人学習を理解する意義

＊おとなにはおとなの学び方がある

　OJTで対象とする新人は"おとな"です。そのため，主におとなに対する学習や教育について説明している成人教育について知ることで，より幅広い視点からOJTのあり方や工夫を考えることが可能になります。

　成人教育を最初に述べたリンデマンは，「学校における子どもに対する教育をおとなにあてるというだけでは，新しい教育は構想されない，子どもとはちがった，成人ならではの生活経験，社会的責任，歴史性といった側面は新しい教育原理を要求する」と説明しています[1]。つまり，おとなにはおとなの学び方があり，それを考慮した教育のあり方を考えることが必要になります。ですから，新人のOJTを考えるうえでもおとなに対する教育（アンドラゴジー）の理解は欠かせません。

　成人の定義はその国によっても異なること，成人教育イコール成人した人に対する教育ではないため，ここではおとなの学びという言葉を使います。

＊ペタゴジーとアンドラゴジー

　子どもに対する教育はペタゴジー（pedagogy），おとなに対する教育はアンドラゴジー（andragogy）とされます。リンデマンは1920年代に著書『成人教育の意味』を著し，アンドラゴジーという言葉も彼によって使われたとされていますが，その後アンドラゴジーという言葉はしばらく封印されました。その後1970年代になると，ノールズがアンドラゴジーの要素を世に送り出すようになり，それ以降アンドラゴジーについて発展してきたという背景があります。

では，おとなである新人に対する教育のあり方を考えるうえで，アンドラゴジーだけですべてが説明できるのでしょうか。おとなに対する教育はアンドラゴジーの考え方だけで説明できると捉えられがちですが，決してそうではありません。ペタゴジーの考え方もアンドラゴジーの考え方も両方必要になります。両方必要，というとどちらも知らないといけないのは大変，と思われがちですが，両方を知ることによって新人の理解や捉え方，教え方の幅が広がると考えて下さい。

ペタゴジーとアンドラゴジーどちらの考え方も必要

　リンデマンも成人教育は子どもには適用されないとは述べていません。ノールズも著書『The Art and Science of Helping Adult Learn』の副題を「Andragogy versus Pedagogy」（1970年の著書）から『From Pedagogy to Andragogy』（1980年の著書）に変えていますし，「現在の時点では，アンドラゴジーは単に，ペタゴジーのモデルと並んで使われる成人学習者の別のモデルであるとみなすようにしている。それゆえ，特定の状況への『適合』が検証されるべき，2つの異なったモデルを示しているということになる。さらにまた，これらのモデルは，二分法的というよりはむしろ1つのスペクトルの両端としてみたほうがおそらく現実的であろう」[2]と述べています。これらを少し解釈してみると，ペタゴジーとアンドラゴジーは学ぶ側の状況を考慮して，どちらを使うかを考えて使う必要があるが，どちらが使われるべきかを考えて活用するという点からすれば，両者は対立するものではなく一直線上にあるものだと考えることができます。学ぶ側の状況によって，ペタゴジーを適用させるときもあればアンドラゴジーを適用させるときもあるということです。どちらか一方だけではうまくいかず，両方を知っていることで，教えることをよりうまく展開させることができます。

2. 成人学習者の特徴

　読者の皆さんは，「どのようなときに学ぶ必要性を感じ」「どのような学びの内容や方法だと意味を感じることができ」「学び自体をどのように進めていきたい」と考えるでしょうか。そのときの自分の状況を含めて振り返って

みてください。こうした特徴そのものが，成人学習者の特徴の一端です。そして，現場で人材育成をするときには，OJTであってもOff-JTであっても，これらの考え方を参考にしながら教育を企画展開していくと，教える側と学ぶ側の双方にとって意味がある機会になるといえます。

＊ノールズの考える4項目の成人学習者の特徴

それでは成人学習者の特徴を，ノールズの考え方を軸にしながら見ていきます（表4）。

ノールズは，学習者の概念，学習者の経験の役割，学習へのレディネス，学習への方向づけの4項目について，ペタゴジーとアンドラゴジーを比較しながら説明しています。

学習者の概念─自己決定的でありたい

1つ目の学習者の概念では，「成長するにつれて依存的状態から自己決定性が増大する。特定の過渡的状況では依存的であるかもしれないが，一般的には自己決定的でありたいという深い心理的ニーズを持っている」と述べています。おとなは，自分で物事を決められる力をもち，それゆえ自分でさまざまなことを決めていきたいということです。

私たちはおとなであっても「教育」という名のついた諸活動に身を置いた瞬間「教えてもらう」ことを期待し，自分で決めることをしない段階にある場合があります。これがノールズの説明する「過渡的状況」だと解釈できます。例えば，初めての組織で働く，初めての役割を担う，初めてではないけれども久しぶりにそのことを行う，といったときには教えてもらうことを期待する場合はあるでしょう。新人が置かれているのは，こうした状況だと考えることができるのではないでしょうか。

新人の場合は特に，教えられる場に身を置いていた期間が長いため，一見主体性が乏しく，教えてもらうことに依存しているようにもみえます。しかし，新人であっても他のスタッフであっても，これまでの学習経験によって依存的になりやすい面はあったとしても，基本的には自己決定的，自分で決めることができるちからをもっている存在であるという特徴を理解しておくことが大切です。

表4　成人学習者の特徴

	ペタゴジー	アンドラゴジー
学習者の概念	学習者の役割は、はっきりと依存的なものである。教師は、何を、いつ、どのようにして学ぶか、あるいは学んだかどうかを決定する強い責任をもつよう社会から期待されている。	人間が成長するにつれて、依存状態から自己決定性が増大していくのは自然なことである。もちろん、個人差や生活状況による差はみられるが、教師は、この変化を促進し、高めるという責任を持つ。成人は、特定の過渡的状況では、依存的であるかもしれないが、一般的には、自己決定的でありたいという深い心理的ニーズを持っている。
学習者の経験の役割	学習者が学習状況に持ち込む経験は、あまり価値をおかれない。それは、スタートポイントとして利用されるかもしれないが、学習者が最も多く利用する経験は、教師や教科書執筆者、視聴覚教材制作者、その他専門家のそれである。それゆえ、教育における基本的技法は、伝統的手法である。講義、割り当てられた読書、視聴覚教材の提示など。	人間は、成長・発達するにつれて、経験の蓄えを蓄積するようになるが、これは、自分自身および他者にとってのいっそう豊かな学習資源となるのである。さらに、人々は、受動的に受け取った学習よりも、経験から得た学習によりいっそうの意味を付与する。それゆえ、教育における基本的技法は、経験的手法である。実験室での実験、討論、問題解決事例学習、シミュレーション法、フィールド経験など。
学習へのレディネス	社会からのプレッシャーが十分強ければ、人々は社会（とくに学校）が学ぶべきだということをすべて学習しようとする。同年齢の多くの人は、同じことを学ぶ準備がある。それゆえ、学習は、画一的で学習者に段階ごとの進展がみられる、かなり標準化されたカリキュラムの中に組み込まれるべきである。	現実生活の課題や問題によりうまく対処しうる学習の必要性を実感したときに、人びとは何かを学習しようとする。教育者は、学習者が自らの「知の探究」を発見するための条件をつくり、そのための道具や手法を提供する責任を持つ。また、学習プログラムは、生活への応用という観点から組み立てられ、学習者の学習へのレディネスにそって順序づけられるべきである。
学習への方向付け	学習者は、教育を教科内容を習得するプロセスとしてみる。彼らが理解する事柄の多くは、人生のもう少し後になってから有用となるものである。それゆえ、カリキュラムは教科の論理にしたがった教科の単元へと組織化されるべきである。人々は、学習への方向づけにおいて、教科中心的である。	学習者は、教育を、自分の生活上の可能性を十分に開くようなちからを高めていくプロセスとしてみる。彼らは、今日得たあらゆる知識や技能を、明日をより効果的に生きるように応用できるように望む。それゆえ、学習経験は、能力開発の観点から組織化されるべきである。人々は、学習への方向づけにおいて、課題達成中心的である。

Knowles, M. S. 著．堀薫夫・三輪建二訳：成人教育の現代的実践―ペタゴジーからアンドラゴジーへ．鳳書房，39．2002．下線筆者

　また「教師は、この変化を促進し、高めるという責任を持つ」とあるように、教える人の役割には、自己決定性を高めるようなかかわりが求められるということです。教えこむだけではなく、新人が自分で決めていくことができるような力をつけるためのかかわりの必要性がここからもうかがえます。

学習者の経験の役割──経験は学習の資源となる

2つ目の学習者の経験の役割では、「人間は、成長・発達するにつれて、経験の蓄えを蓄積するようになるが、これは、自分自身および他者にとってのいっそう豊かな学習資源となるのである。さらに、人々は、受動的に受け取った学習よりも、経験から得た学習によりいっそうの意味を付与する」とあります。おとなは仕事でも私生活においても日々、さまざまな経験をし、それが自分の中に蓄積されていきますが、その経験こそがおとなの学習者にとっては学ぶときの材料になるということを意味します。

しかし、日々さまざまな経験を積み重ねていますが、それを学習資源とするためには単なる経験の積み重ねだけでは難しいでしょう。そこで必要となるのがリフレクション（省察）です。省察によってそこで起きていたこと（事実）と自身の気持ち（感情）を振り返り、意味づけを行って次の経験につなげていく、というサイクルを回すことが意味をなします。しかも、こうした学びはその人自身だけではなく、他者にも学びとなります。

例えば、他者の経験を聞いたりともに振り返ったり話し合うことによって、自分は同じ経験をしていなくても「そういうことか」などという"気づき"が得られることがあるでしょう。このように、単なる抽象概念から学ぶのではなく、具体的経験から学ぶことがおとなにとっては意味のある学びとなります。

学習へのレディネス──必要性を感じたときに学ぶ

3つ目の学習へのレディネス（準備状態）では、「現実生活の課題や問題によりうまく対処しうる学習の必要性を実感したときに、人びとは何かを学習しようとする」と説明されています。つまり、何かに直面したり、今以上にうまく立ち向かうことが必要なことに遭遇した場合に、学習への準備が整うのです。裏を返せば、必要性を感じなければ、学習という営みには向かっていかないということでしょう。

新人の場合は、うまく対処しなければならない状況が多々あるため、学ぶ必要性を感じやすいと考えることができます。しかし、必要性を感じる内容が教える側と必ずしも一致しているとは限りません。「教育者は、学習者が自らの「知の探究」を発見するための条件をつくり、そのための道具や手法

を提供する責任をもつ」とあるように，"条件をつくる"，つまり学ぶ必要性を感じられるような状況をつくり出したり，そのような動機づけをすることが求められます。

学習への方向づけ──すぐに活用できる内容を望む

4つ目の学習への方向づけでは「学習者は，教育を，自分の生活上の可能性を十分に開くようなちからを高めていくプロセスとしてみる。彼らは，今日得たあらゆる知識や技能を，明日をより効果的に生きるように応用できるように望む」と述べられています。学習したことを時間的な見通しにおいて，後になってから活用したり応用できるというよりは，すぐに活用できるような課題達成中心的なものに変化していきます。したがって，これを学ぶことで仕事上の何に役立つのかが理解できたほうが学びやすくなります。そういう意味からすれば，教える側がこの点について意識して教える内容や機会を提供することも必要でしょう。

3. 成人学習者のすぐれた学習の条件と支援する人の役割

＊ 支援する人の基本的な立場

成人学習では，相手の理解と理解にもとづく支援が支援する人の基本的な立場といえます。

ノールズの著書に，『The Art and Science of Helping Adult Learn』とあるように（下線，筆者による）教え込むということではなく，"手助けする"ということが成人学習における教える人の役割となります。

もう1つは，成人学習では学習者の内面で起きていることへの注目が重要である，ということです。新人が何を感じ，考え，そのうえでどのような行動をとっているのか/いないのか，どうしたいと考えているのか/いないのか，それはなぜか，などの点から新人を理解することが大切になります。理解しそのうえで何が支援できるのか，それを考え実行していくことが成人学習者を支える人の役割といえます。

＊すぐれた学習の条件と支援する人の役割（表5）

　成人学習のプロセスから，より成長や発達につながりやすい学習の条件が明らかになっています。そして，これらの条件を生み出したのが表5の右側にある教授原理とされています[3]。OJTだけではなく，研修などのOff-JTの企画・実施にあてはめて考えられる項目もあります。

学習者は学習の必要性を感じている

　表5の左側，学習の条件をみてみましょう。アンドラゴジーの特徴の1つともいえるのは，項目の最初にあげられている「学習者は学習の必要性を感じている」です。支援する人は自己実現のための新しい可能性を学習者の前に示すことがあげられています。例えば，新人が看護師としてどうありたいのか，どうあることができるのか，などをともに考えたり，指導者自身が新人の憧れるような姿であることがあげられます。また，そのような姿と今の自分のギャップを具体的に考えることができ，そのギャップによって実際の仕事上でどのような課題があるのかを見いだすことは，学習の必要性を感じてもらうかかわりとなります。

学習環境は，身体的なやすらぎ，相互信頼・尊重，相互扶助，表現の自由，差異の受容によって特徴づけられる

　2つ目の条件は「学習環境は，身体的なやすらぎ，相互信頼・尊重，相互扶助，表現の自由，差異の受容によって特徴づけられる」です。教授の原理をみてもわかるように，指導者もともに学ぶ者として存在すること，学習者である新人の価値や意見を尊重し，彼ら自身を受け入れること，また新人同士が相互に学んでいくことのできる関係をつくっていくことが必要となります。経験年数が上だから下だから，新人だから先輩だから，という枠組みにとらわれるばかりでなく，同じおとなの学習者として尊重しあい，そこから一緒に学びを進めていくための環境づくりが大切です。

学習者は，学習経験の目標を自分自身の目標であると感じる

　3つ目の条件は「学習者は，学習経験の目標を自分自身の目標であると感じる」です。他者が決めたもの，という意識ではなく，新人が自分の目標であると意識し実感できるようなかかわりが必要です。ですから，指導者が一

表5　成人教育者の使命とは

学習の条件	教授原理
学習者は，学習の必要性を感じている	(1) 教師は，自己実現のための新しい方向性を学習者の前に示す
	(2) 教師は，学習者が改善された行動に向かおうとする自分の気持ちを明確にできるように，援助していく
	(3) 教師は，学習者が希望する課題達成のレベルと現在のレベルとの差を診断することを援助する
	(4) 教師は，学習者の個人的条件の差から生じる，生活上の課題を明らかにすることを援助する
学習環境は，身体的なやすらぎ，相互信頼・尊重，相互扶助，表現の自由，差異の受容によって特徴づけられる	(5) 教師は，くつろげる物的環境（座席，喫煙，温度，換気，照明，装飾）と相互交流（できればある人の後ろに別の人が座ることのないように）ができるような条件を整備する
	(6) 教師は，学習者の人間的価値を受容し，彼らの感情と意見を尊重する
	(7) 教師は，共同的な学習を推進し，競争や評価を生むことを抑制する。そうして，学習者間の相互信頼と助け合いの関係を作り上げていく
	(8) 教師は，自分自身の感情を表現し，そうして相互探求の精神のもとに，共同学習者として，学習資源提供に貢献する
学習者は，学習経験の目標を自分自身の目標であると感じる	(9) 教師は，共同で学習目標づくりをしていくプロセスに学習者を参加させる。そこでは，学習者，組織，教師，教科そして社会のニーズが考慮される
学習者は，学習経験の計画と実践における責任を共有する	(10) 教師は，学習経験の計画，教材と方法の選択をともに考え，学習者のこれらの選択の共同決定に参加してもらう
学習者は，学習プロセスに積極的に参加する	(11) 教師は，学習者が相互探求のプロセスにおいて，自分たちで責任を共有できるような学習の組織化（プロジェクト・グループ，学習-教授チーム，個人学習など）を援助する
学習プロセスは，学習者の経験と関連があり，またこれを活用する	(12) 教師は，討議やロールプレイングや事例法などの技法の活用によって，学習者が自分自身の経験を学習資源として活用することを支援する
	(13) 教師は，自分自身の学習資源の提示を，対象となる学習者の経験のレベルに合わせて行う
	(14) 教師は，学習者が新しい学習を彼らの経験と結びつけ，こうして学習がより意味深く統合されたものになるように援助していく
学習者は，自分の目標に向かって進歩しているという実感をもつ	(15) 教師は，学習者とともに，学習の目標への進歩の程度を測定するために，お互いが了解できるような，規準と方法を開発する
	(16) 教師は，学習者がこうした規準にもとづく自己評価の方法を開発し応用していくことを援助する

Knowles, M. S. 著，堀薫夫・三輪建二訳：成人教育の現代的実践―ペダゴジーからアンドラゴジーへ，鳳書房，63，2002．

方的に学習計画を立て，提示するだけでなく，新人自身にもそこに参加してもらうことが大切です。入職前に一律の目標や計画を立てていたとしても，新人個々による経験や進捗もあるでしょう。部署ごとに目標や計画を立てていたとしても，それを1つの指針としながら改めて新人とともに共有し，自身の目標であることを実感してもらいましょう。

学習者は，学習経験の計画と実践における責任を共有する

4つ目の条件は「学習者は，学習経験の計画と実践における責任を共有する。そうしてそれに向けての参加意識をもつ」です。立てた目標に行き着くために，どのような資源を使い，どのような方法をとるのかを一緒に考え，新人自身がどのような方法でその目標まで行きつこうとするのかを他者の力を借りながらであっても，自分で決められるようともに考え，支えることが求められます。

学習者は，学習プロセスに積極的に参加する

5つ目の条件は「学習者は，学習プロセスに積極的に参加する」です。指導者は一方的に教え込むことをするだけではなく，新人が主体的に参加し，学ぶことができるような環境や学びの機会を提供したり，しかけづくり，動機づけをしていくことも必要となるでしょう。

学習プロセスは，学習者の経験と関連があり，またこれを活用する

6つ目の条件は「学習プロセスは，学習者の経験と関連があり，またこれを活用する」です。成人学習者の特徴に，「経験は学びの資源となる」とありました。おとなは実際に自分の経験にもとづくほうが，学びがより深まります。皆さんも事例検討や自分の経験を取り上げられた学びのほうが，より納得できたり，考えやすいと感じることはないでしょうか。それは日々の看護実践の中に，看護師としての実践能力を高めるための要素が散りばめられているからであり，それをもとにした学びがすすめられるからです。

新人は日々，さまざまな経験を積み重ねていますが，それをそのままにしておくと，学びにつながらない可能性もあります。うまくいかなかった体験から，新人自身が「ここはもう少し学んだほうがいいな」と思うこともあるでしょう。経験が学びの資源となるということから考えると，うまくいったことから学ぶこともできます。新人の場合は，こうした思考を1人で行うこ

とはまだ難しく，だからこそ先輩とともに振り返る作業が必要になります。先輩から「ここはどうしてうまくいかなかったのだろう」と言われたり，反対に「今回うまくいったのはどうしてだろう」という言葉を投げかけられ，その状況や体験をともにみつめなおす（評価する）ことで，学びのサイクルがスタートする可能性が高まります。したがって，体験したことを共有するだけではなく，もう一歩進んで「そこで起きていたことは何か」「どうしてそのようになったのか」「そのとき何を感じ，考えたか」という問いによって，新人自身の気づきに結び付けていくこと，そしてその気づきが次の看護実践につながるようなかかわりをもつことが大切です。また，学習資源自体を提供するときに，新人のそれまでの経験と照らし合わせて提示することも経験との密接さの関係から必要となります。そのため，新人が何をどこまで経験しているのか/してきたのか，を把握してかかわることが大切です。

学習者は，自分の目標に向かって進歩しているという実感をもつ

7つ目の条件は「学習者は，自分の目標に向かって進歩しているという実感をもつ」です。目標を立て，行く着くための方法を考え決定したら，「目標までどの程度進んでいるのか」また「あとどの程度で目標に到達できるのか」を指導者と新人とで共通理解できる指標をもっておくことが必要です。そうすることで，今の自分の状態と目標に行き着くまでの今後の課題を見いだし，成長も実感できることにつながります。そういう意味では，「何をもって評価するか」という視点を定め，新人も理解でき指導者も共通理解したうえで目標を評価していくことが重要となります。

［文献］
1) Lindeman, E. C. 著．堀薫夫訳：成人教育の意味．学文社, 6-7, 1996.
2) Knowles, M. S. 著．堀薫夫，三輪建二訳：成人教育の現代的実践―ペダゴジーからアンドラゴジーへ．38, 鳳書房, 2002.
3) Knowles, M. S. 著．堀薫夫，三輪建二訳：成人教育の現代的実践―ペダゴジーからアンドラゴジーへ．62-63, 鳳書房, 2002.

第2部 実践編

新人看護師の姿から紐解くOJTのコツ

第 2 部

新人看護師の姿から紐解く
OJTのコツの読み方

第 2 部では，新人育成をイメージしやすい場面や事例をもとに，
新人の理解を深め，新人の指導者・管理者など
さまざまな立場に役立つポイントや考え方を解説しています。
それぞれの項目の最後に「実行プラン」を
まとめていますので，現場での実践に活かしてください。

・新人の窓から

ある日の病棟での新人の様子を描いています。その出来事が新人から見てどのように映っているのか，新人がどのような気持ちで，何を考えながら臨床に身を置いているのかをイメージしながら読んでみてください。

☕ 新人の会話

新人という同じ立場にある者同士の会話を紹介し，管理者や指導者には見えづらい新人の本音の部分を考えます。臨床での行動や発言の意図を感じ取れるヒントになるかもしれません。

・（語りや行動から）新人の理解を深める

筆者が第三者的立場から新人看護師の話を聞いています。一歩踏み込んだ新人看護師の語りから新人の言動の背景にある気持ちや考えに迫ってみました。新人の置かれている状況に対する理解をさらに一歩進んで深めていきましょう。

・指導者の気持ち
　指導者に対するインタビューなどから，指導者の気持ちに迫ってみました。指導者の感じていること，管理者の意図や新人本人との思いの違いを考えてみてください。

・具体的な支援・指導を整理する（テーマごとのポイント）
　これまでの新人の理解をふまえ，実際に指導・支援をしていくうえで考えていくためのポイントを整理します。

・OJTの実行につなげるために
　よりよいOJTの実行につなげるために，指導者や管理者として行ったほうがよいこと，意識したほうがよいことをまとめました。

「理解」と「支援」にもとづくOJT実行プラン

　OJTを実行するには，まず新人を「理解」し，「支援」していくことが重要です。具体的な実行プランをチェックポイント形式で，『指導者のためのプラン』と，『管理者のためのプラン』にそれぞれまとめました。
　ここでは，もちろんすでに行っていることも多いと思いますが，行動の整理，新たな試みとして実践したほうがよいことを紹介しています。
　すでに実践していることには，それがわかるような印を付け，他のプランがあればその内容を加え，オリジナルなプランをつくりあげていってください。

① 新人と関係を築く

指導者も新人も相手を選ぶことはできません。しかし，指導や支援をするうえで，新人と関係を築くこと，相手の理解や自分を知ってもらうことは大切です。
関係が築かれることによって，新人が部署に慣れ，
仕事を覚えやすくなる道筋をつくることができます。

新人の窓から

　朝のチームミーティングが終わり，病棟ラウンドに向かうときのことです。
　新人看護師の伊藤さんは，自分のバインダーに挟んだ用紙を見ながら，これからやることを一生懸命確認していました。そこに4年目看護師のプリセプター・吉田さんが現れ，「あのさ，いきなり1人で回れる？　私が確認しなくても大丈夫？」と言葉をかけました。その言葉を聞いた伊藤さんは，表情をこわばらせて小さな声で「あ……はい」とつぶやきました。吉田プリセプターは，「あのさ，まずさ，時間で何をするか見ないと！　配薬より，先にやることあるよね！　とりあえず，私のあとについてきて！」と忙しさも伴ってややきつい口調で話し，患者さんのベッドサイドに移動し始めました。伊藤さんは「はい！　わかりました！」と答えると，小走りで必死に吉田プリセプターのあとをついていきました。

☕ 新人の会話　プリセプターのことがわからない

伊藤　私のプリセプターさんは，なんだかプライドが高いみたいで。なんというか……合わないんだ。まぁ，まだどんな人かわからないっていうのもあるけど，どう接したらいいか，わからないの。私，なんかおかしいのか

な？　こんなこと，同期にしか言えないよ……
内山　師長さんにも言えないの？
伊藤　だって，プリセプター飛び越えて師長さんに言っていいの？
内山　ダメ？　言ってもいいんじゃないかな。あ，でもあの師長さんだと言えないか……
伊藤　そうだよ。言っても「仕方ないね」って軽く流されてしまいそう。もう終わってる！
内山　でも，ダメもとで言ってみたら？「プリセプターを変えてください」って
伊藤　そんなことできないよ〜。そんなことお願いしたら，私のコミュニケーション能力を疑われてしまいそう

新人の理解を深める

　伊藤さんに今の状況を深く聞いてみると，「緊張しっぱなしで，心身ともに休めていないのが原因かもしれません。いつも何かに追い詰められている感じがしています」と常に緊張状態が続いていることを教えてくれました。
　傍から見る病棟での伊藤さんの様子からは，緊張した面持ちではあるものの，休めていないという状況までを読み取ることはできませんでした。元気に見えるよう振る舞っていたのかもしれません。
　このあとには，「朝になるまで，何度も何度も目が覚めちゃって。遅刻するのも怖いし」と，徐々に夜も眠れなくなってきたことを話してくれました。それを誰かに話しているか問うと，「いえ，話していません。だってそんなこと誰にも話してはいけないと思って」と，プリセプターにも相談していないということでした。プリセプターに相談できない理由を問うと，前出の会話と同様に，「合わないから」と答えました。

指導者の気持ち

　一方，看護師経験4年目の吉田プリセプターは，次のような気持ちで伊藤さんにかかわっていました。
　「伊藤さん，今，きっといっぱいいっぱいだと思うんですよね。でも，最初はできないこともあるので，今は"できない自分"に伊藤さんが気づけたらそれでいい時期なのかなと思い直したんですよね。仕事ってこういうもんだって。そう考えたので，今は私も厳しく接しています。特に意図があるわけでもなく，なんとなく，そうしようかな〜って。実際，私はほとんど一緒の勤務になることがないし，伊藤さんのことがまだよくわからない。なので，どうかかわったらいいのかも，実のところよくわからないんですよ。どうかかわったら，伊藤さんに病棟で動けるようになってもらえるのかなって。」

＊プリセプターも不安を抱えている

　病棟で伊藤さんにかかわる吉田プリセプターの姿からは，自分の実践に自信をもち，前向きに指導にも取り組んでいるように見えました。しかし内心では，伊藤さんにどのようにかかわったらよいのか，先輩と自分が伊藤さんに求めていることにズレはないだろうか，といったたくさんの不安を抱えていたのです。
　このあと，吉田プリセプターは「どうやったら伊藤さんとうまくやっていけると思いますか？」と相談してきました。部署や院内では相談できる人はいないのかと尋ねると，「うまく立ち回らないといけない。新人を育てる責任は自分にあると思うとなかなか相談できなくて。他のプリセプターとゆっくり話す機会もないし，私の役割もペアリングもすべては師長さんが決めたことだから」と語り，自分のかかわりを相談する機会を得られていないことや，決められたことなのでその役割はまっとうしなくてはいけないという気持ちを吐露しました。

新人教育にプリセプターシップがもたらすこと

＊指導体制の1つとしてのプリセプターシップ

　施設によってはプリセプターシップではなく，施設にあわせた指導体制を整えていますが，多くの場合1年間特定の指導者が特定の新人を主に指導するという体制をとっていると思います。そのため，プリセプターシップの考えをもとにして，1対1の関係において指導・支援するということがどういうことであるかを考えます。

　プリセプターシップは「Ⅱ．看護におけるOJT」でも解説していますが（→p.33）日本の看護現場では1980年代から盛んに用いられるようになった現場での指導体制で，米国で行われていたモデルがもとになっています。1人の新人看護師（preceptee）に，1人の先輩看護師（preceptor）がつき，ある一定期間，マンツーマンで指導を行います。米国では①リアリティショックに陥る新人看護師の職場適応を図ること，②看護実践能力の向上を図ること，を主な目的に展開されてきました。

　プリセプターが提供する事柄は多岐にわたりますが，各種の文献でおおよそ共通して述べられていることは，学習者（新人看護師）の学びを促進し，臨床における実践の評価を実施することであり，求められるのは，①1対1のかかわり，②指導，③支援，④役割モデル[1]です。

＊プリセプターが支援する期間

　プリセプターが支援する期間について，英語では"specified time frame"と表現されることもあるように，「ある特定の期間」の支援であることが文献では必ずといってよいほど示されています。

　米国のあるマグネットホスピタルでは，以下のような実態がありました。
①プリセプターが支援をする際，6〜8週間はずっと同じ勤務帯にする
②その間は教育計画に沿って，技術を中心とした看護実践能力を新人が段階的に身につけられるようにかかわる
③新人とプリセプターの相性が悪い場合はペアリングを解消することもある

④日々の新人とプリセプターの様子や，プリセプターの指導状況，新人の看護実践の状況は，看護師長が自分の目で確認して評価している

こうしたかかわりをする理由は「目的は看護実践能力を身につけることであり，そのためにプリセプターシップを活用しているから」とのことでした。

米国では一定期間のプリセプターシップが終わったあと，より支援的な役割を大切にするメンターシップに切り替わり，看護職としてのキャリアを築くための支援にシフトすることが多いそうです。プリセプターとメンターを同じ人が務める場合もあるものの，メンターは看護職としてのキャリアがより長く，精神的な支えになれる人が任命される傾向が強いです。

＊関係を築くことが指導を効果的にする

米国のプリセプターシップの場合，一定期間は同じ勤務で過ごす，合わなければペアリングを解消するという方略がとられています。

つまり，指導・支援するというのは，単に何かを教えることだけではなく，関係が築かれたうえでないと効果的な指導にならない，そのためペアリングの解消ということもありえるわけです。

人に何かを教わるとき，人間の心理として「何を教えてもらうか」よりも「誰に教えてもらうか」が優先されます[2]。信頼している人から教わるほうが，信頼していない人，信頼関係が築かれていない人から教えてもらうよりも，スムーズに学びやすいのではないでしょうか。そのため，信頼関係を築いていくことが指導を進めていくためには，まず大事なことになります。

日本では，ほとんどの場合1年間関係は継続しますので，どのような関係を築けるかということが新人にとって意味のある指導や支援となり，その指導や支援が新人に響いていくかという点では重要な位置づけにあります。

OJTの実行につなげるために

＊新人のことを早い時期に知る

日本では，新人では交替制勤務をする看護職がほとんどで，新人とプリセ

プターが同じ勤務帯で一定期間を過ごすことは難しいことから，プリセプターシップをうまく機能させるためには工夫が必要です。

「同じ勤務帯になることが少ないから，新人のことがわからない」と悩むだけではなく，職場や仕事に慣れている指導者から新人のことを積極的に知り，コミュニケーションをとり，関係を築いていきましょう。

例えば，就職して早い時期にできるだけじっくり話す時間をつくってみることです。関係を築くといっても，友人関係のように仲良くなることが最大の目的ではなく，指導・支援関係が築かれることが目的です。そのため，ざっくばらんな話をしながら，新人の人となりも知り，指導や支援に活かすことができる情報も得ていきます。

具体的には，次のようなことです。施設や部署であげられている到達目標の確認と目標にあげられている内容に関するこれまでの経験です。また，学習におけるパターン，例えば頭で理解していないと何かに取り組むのが難しい，反対にまずは身体で覚えてしまうほうが得意で根拠などはあまり意識しない傾向がある，なども尋ねてみましょう。そして，これまで困難なことに直面したときに，どのような傾向を示し，どのようにその困難を乗り越えてきたか，または乗り越えていないか，なども指導していくうえでは役立ちます。そもそもどのようなことに困難を感じるのかも，尋ねていくとよいと思います。もしかしたら，これらのことを今まで改めて考えたことがない新人もいるかもしれませんので，その場合はすぐに答えを求めるのではなく，1～2週間後くらいにまた話す機会をもち，一緒に考えてみるとよいでしょう。

＊指導者として自分のことも新人に知ってもらう

指導者も新人もほぼ初めて出会うわけですから，お互いがどのような人か知りません。とかく指導者側は新人を知ろうと努力しますが，自分はどういう人かどのような傾向があるか，などを新人に伝えていないケースもあります。新人のことがわからず指導者がかかわり方に悩むように，新人も指導者のことがわからずかかわりづらさを感じることがあります。

例えば，新人の中には指導者に対して，「先輩から何でも話しかけてくれ

るに違いない」「困っていたら優しく声をかけてくれるはずだ」など，指導者側から新人にアプローチをしてくれるという期待をもっていることも考えられます。この期待に応えることがすべてではありませんが，自分から積極的に話しかけるのが苦手な指導者の場合，このような期待を抱いている新人にとっては「先輩は助けてくれない」「教えてくれない」と指導者の姿が映ってしまうこともないわけではありません。しかし，指導者自身が実は初めて指導者になる人で，指導者自身も緊張していることがわかれば，新人なりの対処法を自分で考えるかもしれませんし，指導者自身が自分から話しかけるのが苦手であれば，新人自身も自分の接し方を工夫するという気持ちにもなります。指導者も自分を知ってもらう機会をつくりましょう。

＊コミュニケーションが苦手でも自分から話をする機会をつくってみる

　指導者も人間ですから，すべての人がコミュニケーションが得意・好きというわけではありません。人と話すのは嫌いではないけれど得意だと思えない，人の話を聞くのは好きだけれども自分から積極的に話しかけるのは苦手ということもあります。それ自体は悪いことではありません。

　しかし，新人よりもある程度長くはその部署や施設で働いている，看護職を長くしているという事実はあります。そうだとすると，その部署やこの仕事に新人よりも慣れているはずであり，さまざまなことに慣れていない新人に自分から声をかけていく，会話が続かないかもしれないと不安でも話をする機会を意識的にもってみる[3]というのも役割としては必要となります。

「理解」と「支援」にもとづく OJT 実行プラン

☞ **指導者のための実行プラン**

☐ 最初は意識して指導者から新人に話しかけていく
　● 指導者自身コミュニケーションが苦手でも，少し努力してみる
☐ 早い時期に，新人と話す機会をもつ
　● 学校ではどのような経験をしてきたか。例えば，技術のこと，実習で受け持った患者さんなどを知る

- 自分の強みや弱みをどのように捉えているか尋ねる
- 困難に直面したときに,どのような傾向に陥るか,どう対処するかを尋ねる
    - →これらを知ると個人にあわせた指導や支援を考えることにつながる
- 指導者である私に,どのようにかかわってほしいか聞く

☐ 自分が相手にとって脅威ではないことを言葉や態度で伝える
- 毎日勤務時間帯が同じではなくても,会ったときは積極的に声をかけていく
- ペーシングとミラーリングを使う
    - →相手の話し方に自分の話し方を合わせる(ペーシング):話す言葉,速度,リズム,抑揚,声の大きさなど
    - →動作を相手に合わせていく(ミラーリング):相手が立っていたら立って話す,など

管理者のための実行プラン

☐ 指導者が自信をもてるように病棟全体で支援する
- 指導者が新人と関係を築けていると捉えているか定期的に確認する
- どのようにすると関係を築きやすいか,管理者の考えを伝える
- 指導者の不安や悩みにも目を向け,耳を傾ける

☐ 管理者はペアリングの実態を把握する
- 観察していて見えてくることもあるが,必ず当人に尋ねて確認する
- 場合によっては,ペアリングの変更を視野に入れる。不要な動揺を招かぬよう,当初から変更の可能性をスタッフに説明し,解消後のフォローも行う

[文献]
1) Billings, D.M., Jeffries, P., Roweles, C.J., et al: A partnership model of nursing education to prepare critical care nurses. Excellence in Clinical Practice, 3(4), 3, 2002.
2) 中尾ゆうすけ:これだけ!OJT.194,すばる舎リンケージ,2010.
3) 関根雅康:オトナ相手の教え方.103-104,クロスメディア・パブリッシング,2015.

❷ 職場に居場所をつくる

今の職場にいても居心地が悪くない，働き続けてもよいと思える感覚をもてると，
早期離職を減らすことはできます。
この感覚が"居場所感"にもつながりますが，
新人が自分で居場所をつかみ取っていくほかに，指導者からのかかわりも必要です。

新人の窓から

　佐藤さんは，就職当初から緊張している様子があったものの，日が経つにつれてさらに表情が暗くなってきています。

　声をかけてみると「なんか，学生の頃と全然違ってやることがたくさんあって仕事に慣れないっていうのもあるんですけど，なんていうか，職場に慣れないんです…」と話しながら涙ぐんできました。仕事中でもあり，これ以上その場では話すことはありませんでしたが，先輩がいるステーションではこわばった表情をしている一方で，患者のベッドサイドや同期と廊下ですれ違ったときの表情は豊かで笑顔も垣間見せていました。

　そして，「本当はあんまりステーションにはいたくないけど，仕事するにはステーションに行かないといけないし，どうしたらいいのか…」とつぶやきました。

　申し送りのときもステーションに身は置いているものの，スタッフの輪に完全に入り溶け込んでいるというよりも，わずかですがその輪から少し後ろのほうにいました。先輩も「少し前に出てきたら」と声をかけることはありません。それぞれの担当患者についての情報共有を通して，先輩同士は意見交換をしている様子もありましたが，佐藤さんが言葉を発することはありませんでした。

☕ 新人の会話　職場の人間関係が不安

佐藤　ねぇ，須藤くんは職場に慣れた？
須藤　慣れない。なんか不安。俺の不安は，人間関係
佐藤　人間関係？
須藤　人間関係が不安…
佐藤　え〜意外…
須藤　なんで？
佐藤　だって，須藤くん，先輩とうまくやってるように見えるし。私なんか，先輩とどんな風に話していいかわからないし，ステーションでも居心地悪いし，なんかねぇ
須藤　確かに先輩は優しいよ。優しいけど，俺こう見えて，人見知りするタイプなんだよね。それで，まぁ，仕事の話くらいなら，それは先輩ともできるし，するけどさぁ。……。相談ごととか…できないよね

新人の理解を深める

　新人なのでできることも少なく，新人は勤務終了時間になったら帰ってよいと言われているため，先輩達は遅くまで自分ができないような仕事をして残っているのを知っており，「あぁ，自分って役に立たないし必要とされていないんだな」と思い，やるせない気持ちが強くなると言います。

　佐藤さんは，「もちろん，仕事がすごく遅くまであるとまだ生活にも慣れているわけではないのでつらいですが，必要とされていないほうがもっとつらいです。先輩達と距離がある気がして。肩身が狭い」と語りました。

　また，須藤さんはステーションでの居心地もさることながら，「休憩室もあんまり居心地はよくないですよね」と語りました。「実際，場所も狭いし，自分がそこにいると先輩も狭くなっちゃうと思って，いないほうがいいのかな」と思うことも多いそうです「それなら休憩も病棟の休憩室ではなく，職員食堂に行ってご飯を食べて，そのあと更衣室とかスタッフ全員が使っても

いい院内の場所でふらふらしているほうが気が楽」とも語りました。

居場所を得ることと職場適応

＊居場所を得ること

　居場所というのは，実際に存在する場でもありますが，佐藤さんが「居心地が悪い」というように，自分らしくいることができるという心理的な側面を含みます。

　エリクソン[1]は，人は居場所を得ることでアイデンティティの感覚をつかみ取ると述べていますが，佐藤さんや須藤さんが体験していたのは，エリクソンがいう「アイデンティティの危機」だったといえます。アイデンティティは，自分はいったい何者か，という問いに対して自分は自分であると確信できる感覚です。そのため，いったい自分は何なのだろう，いる（存在する）ことに意味があるのだろうか，と感じたり考えるときには，アイデンティティが確立していなかったり，揺らいでいるといえます。

　アイデンティティの確立は，自己に対する一貫性のある感覚ですから，今，そしてこれから自分がどうしたいか，を自分で決めていくこと，また自分に対する自信や生きがいを見いだしていくためにも人間にとって不可欠なことです。そのため，新人が「この仕事を通して，自分はどうしたいか」ということを考えていく基盤になるものとして，居場所の獲得を通してアイデンティティを確立していくことは非常に重要になります。居場所が得られないと，この先どんな風に仕事をしていくかということに意識は向きづらく，辞めたいという気持ちを引き起こす可能性もあります。

＊役割を通して社会とつながる

　役割というのは，人間行動を社会構造の中に位置づけて説明するための概念です。私たちはさまざまな社会に属しながら生きています。例えば，仕事のうえでは職場という社会，家庭という社会，地域という社会，習いごとをしていたらその社会などです。皆さんはどのような社会に属しながら，そし

て，そこでどのような役割を担いながら人生を送っているでしょうか。「看護師として」「新人看護師として」「指導者として」というように，「〜として」と説明されるのが，役割です。

新人としての役割を明確にする

私たちは，役割を通してその社会とつながり，自分の立ち位置を定めていきます。そのため，役割は新人の居場所を考えるうえでも，重要な概念となります。自分をその社会，集団の一部として自覚し行動することは社会的アイデンティティを獲得していくことにつながり，その職場にいてもよいと思えることにつながります。そのため，その社会集団の中に居場所をみつけられるとそこで働き続けるということに違和感を覚えることは少ないわけです。

杉浦[2]は，「役割（roles）は組織メンバーの判断や行動を決定づけ，個々人のアイデンティティを形成する。中でも職場においては，部署が担う業務内容および責任範囲とその中における個々人の職位が公式かつ明示的に定まっているため，個人には明確な役割が付与される。職業上の役割は人々の職場での行動を決定づける要因となるが，仕事をするとは役割を演じることであると換言することも可能である」と説明しています。つまり，役割がないとその社会での居場所をつかみ取ることが難しくなります。

また，役割として何を求められているか，例えば新人看護師としてはどのような役割がこの社会（部署など）で求められているのかがわからないと，どのようにそこで振る舞ったらよいかわかりづらく，居心地の悪さを感じます。これは，個人にとって自分に期待されている役割がわからない状態であり，役割不明瞭という状況で非常にストレスを感じるとされています。

佐藤さんが「新人はできることも少ないことに加えて，時間になったら帰ってもいいと言われることは，自分が必要とされていない感覚を抱く」と話していましたが，これは役割がないという状況ともいえます。役割を通して社会とつながる，そして居場所を得てアイデンティティを獲得していくとすれば，新人としての役割はどのようなものであるかを行動レベルで明確にしていくことも大切です。

OJT の実行につなげるために

＊実際にいてよい場所を伝える

　すでにその職場で長く働いている指導者からすると，ステーションでどのあたりにいると他のスタッフと仕事をしやすいか，また休憩室でもどのあたりを使っても問題ないのか，ということは考えなくても自然に身体が動き，自分の位置を決め，そこで仕事をしたり休憩をとったりします。

　ところが，学生のときを思い出してみてください。実習のとき，病棟やその他の実習場所に行ったとき，どこにいるとよいのか，戸惑うことがあったのではないでしょうか。同じように，就職してすぐの頃も自分はどこにいてよいのか，どこにいたら先輩の邪魔にならないのか，と考え，それで疲れてしまったということはありませんか。

　学生のときは病棟の指導者，就職してからは先輩に「ここにいていいですよ」や「この椅子は使っていいですよ」などと声をかけてもらうことで，いてもよい場所がわかったという経験があるでしょう。またその逆もあるかもしれません。もちろん，時間が経ち，先輩の様子を見たり，自分なりに考えてここだといづらくないかもしれない，という場所をつかみ取ることもあったと思いますが，指導側からの少しの声かけで，新人は悩まずにいる場所がわかり，安心につながります。

＊新人でも担うことができる役割を明確にする

　人は役割を通して社会とつながっていることを述べました。そう考えると，新人が役割をもつことは，その職場とつながる，居場所を獲得していくためにも非常に重要になります。

　そこで，「今の時期」の新人でもできることは何か，それができるためにはどのような準備をしておくとよいか考えておくことも必要です。例えば，専門性の高い看護技術は難しいかもしれませんが，使用した物品を片付けることはできるかもしれません。そのためには，どの場所に使ったものを片付けるとよいのかをオリエンテーションしておいたり，その場で説明するなど

すれば新人でもその仕事を行うことができるのではないでしょうか。このように仕事の一端であっても役割を担ってもらうことは，新人にとっては仕事の全容を知る1つの手立てにもなりますし，その役割を行ったことによって，先輩から「ありがとう」などの言葉がかけられれば，先輩の役に立っているという感覚をもつことができます。このようなやりとりを通して，新人と指導者の関係は築かれていき，仕事を通した自分の居場所をつかみ取っていくことができます。

新人にできることは依頼し任せる

　新人の離職があったり，離職率が高くなると，新人が辞めないための対策がとられます。そして辞めてほしくないと強く思うあまり，例えば佐藤さんが勤務している病棟でも行われていたように，先輩に仕事が残っていたとしても，終業時間になったら新人は帰ってもらう，〇時までには新人は帰るというような約束事をある一定の期間設けているところもあります。

　果たしてそれは新人にとって，本当の意味で部署の仲間として受け入れていることになるのでしょうか。もちろん，時間を超えて仕事をすることがよいことではありません。しかし，どうしても終わらないときもあるでしょう。特に，新人が就職した時期は，新人が受け持つことができない患者を先輩が受け持ったり，新人がまだできない業務を先輩が必然的に行うことがあるため，先輩に負担がかかるのは当然のことです。そうだとしたら，一緒に仕事をやり遂げていく，そのためにも新人に依頼できることを明確にしたうえで依頼し，任せる，ということも必要です。

＊指導者である自分にとっても居心地がよい職場か

　新人の居場所をつくっていく指導者には，居場所を得やすい環境を整えていくことが求められます。環境には，人的環境や物理的環境が含まれますが，この環境をどのように整えていくことが新人の職場適応を促すことになるかを考えることも役割の1つです。

　それを考えるのに，簡単で役立つのは，「自分自身がこの部署を居心地のよい，雰囲気のよい部署だと感じることができているか。自分自身，この職場で働き続けたいと思えるか」と自分に問い直してみることです。これらの

問いかけは，新人が入る前から準備できることです。

　また指導者にとっては，その環境は当たり前となっているためあまり気づくことができなくなっている可能性もありますし，新人という立場からはまた異なって職場環境を捉えることがあるかもしれません。そこで，2年目になる前の1年目の看護師に，「就職して最初の頃，職場の居心地はどうだったか」を尋ねてみると，新人にとってはどのような印象を与える職場であるか理解することができます。例えば，先輩達が忙しそうで少しギスギスしていた，挨拶をしても挨拶を返してくれなかった，などネガティブな意見が出てきたらそれは改善するポイントですし，よい反応があればそれは部署の強みです。実はこのように，1年目の看護師も，新人に対するOJTを行っていくうえでの大切な情報を提供してくれます。

「理解」と「支援」にもとづくOJT実行プラン

☞ 指導者のための実行プラン

- ☐ 実際にいられる場所をつくる
    - ステーションや休憩場所で，新人が居られる場所をつくる
    - 新人に「ここにいてもいい」と言葉で伝える
- ☐ 職場のメンバーから受け入れられていると感じるようにかかわる
    - 指導者や先輩から声をかける
- ☐ 新人に居場所を得るまでプロセスをイメージしてもらう
    - 指導者自身が職場に慣れたと思えたきっかけや，いつごろだったかを話し，気持ちを支える
    - 新人はイメージがつかないため，先輩の話を聞くことによってイメージができる
- ☐ 新人に役割を付与する
    - 新人であってもできる仕事は何か，どんなことをしてほしいか先輩の間で洗い出す
    - 洗い出した役割を新人に伝える
    - 新人でも担ってほしい役割は時期や個人によって異なることが考

えられるため，指導者間でその都度相談し合う
    - 先輩のように動けなくても，今日はここをやっていこう，と行う役割を行動レベルで伝える
- ☐ 役割を遂行できたときは，言葉による承認をする
    - 新人の行動で助けられたことなどに対しては，言葉で承認をする
- ☐ 1年目，2年目の若手のスタッフに就任当初の居心地を尋ねる

👉 管理者のための実行プラン
- ☐ 自部署の環境を整える
    - 人的環境や物理的環境を整える
    - 指導者が努力しても，他のスタッフが新人を受け入れる雰囲気がない場合，うまくいかない
    - そのため，組織全体で人を育てていくことの重要性やどのように業務を分担していくとうまくいきそうか調整していく
    - 物理的環境には限界があるが，全員が座ることができる数の椅子などがない場合には購入できるようにするなど，交渉をする

[文献]
1) Erikson, E. H. 著．小此木啓吾訳：自我同一性―アイデンティティとライフ・サイクル．誠信書房，1973．
2) 杉浦正和：役割理論の諸概念と職場におけるロール・コンピテンシー．早稲田国際経営研究，44, 15-29．2013．

3 看護職としての基本姿勢と態度をはぐくむ

指導や支援を考えたとき,「そこまで教えなくてはいけないのだろうか」と指導者が感じるのが,新人の姿勢や態度に関する内容です。
しかし,看護師として役割を遂行していくためには中核となるちからとなりますから,継続的なかかわりが必要になります。

新人の窓から

新人看護師の桜井さんは,他者と関係を築くことがあまり得意ではないと自覚しています。特に,就職してからは,必然的に自分よりも年齢が上の先輩と話すことが求められ,とても緊張しています。このような気持ちをもっているものの,桜井さんは緊張しすぎてしまうと,自分がどのような態度をとっているか意識することができなくなってしまうようです。

この日の桜井さんは,先輩の大島さんから患者さんへのかかわりの場面で指導を受けていました。大島さんは「私が検温に行ったとき,患者さんが,桜井さんはあまり挨拶しない看護師さんなんだね,って言ってたの。まだ緊張していてなかなかうまく話せないのかもしれません,って一応伝えておいたんだけど…」と桜井さんに伝えました。その言葉を聞いた桜井さんは,「うぅん,そうだったでしょうか。あまり意識していなかったのでわかりません」ときっぱりと答えました。その言葉を聞いているときの表情は,少しむすっとしており,その表情を見た大島さんは眉間にしわを寄せていました。

新人の会話　先輩の言っていることはいまひとつ納得できない

桜井　なんかさ,先輩に患者さんに挨拶をしなさい,というような指導をさ

れたの……
島田　うん，それで？
桜井　挨拶してるつもりなんだよ，私は。結構人とかかわるの苦手なんだけど，それでも患者さんのところに行ったときは，きちんと挨拶しなくちゃ，とは思ってる
島田　へ〜そうなんだ。ま，ふつう挨拶はするよね。そのくらいはできるし
桜井　そうなの。挨拶くらいはできるから，それはしてるつもりなんだけど，患者さんから見ても，先輩から見てもできていないように見えるらしいんだ
島田　意外にさ，看護師はこうあるべき！みたいのがあるよね。でも，やっぱり患者さんにいやな思いさせるのはよくないからね。ある意味患者さんからそう言われたら，できてないのかもね
桜井　う〜ん，そうなのかなぁ。でも，先輩の言ってること，いまひとつわからないな。じゃあ，いったいどうしたらいいのかな，私

新人の理解を深める

　桜井さんは，「自分ではやっているつもりなので，どうして先輩に注意されるか，しかも患者さんもなんでそんなこと言うのかもわからないです」と，少しむすっとした表情で話しました。
　「これまでも特に注意されたことはないですし，どうして先輩がそんなことを注意してくるのかもわかりません。自分ではできていると思っているんです」と，自分ができていないことを認めたくない気持ちがあるようで，それ以上は多くを語りませんでした。

指導者の気持ち

　桜井さんを指導していた大島さんは，「どうしたらいいんでしょうね，ああいうとき。自分ではできているつもりなのかもしれませんけど，実際は患

者さんからもクレームに近い感じの反応があるんです」と，どのようにかかわっていけばよいかわからない様子でした。「態度のことだから，あえて言わなくてもわかるんじゃないか，って思っちゃうところもありますし，あんな風にむすっとした表情されたら，こっちも言う気がなくなっちゃいますよね」と，指導する気持ちも削がれていくことが語られました。

　自分も新人のときはそうだったのかもしれない，と語りながらも大島さんは，「なんか，新人指導をしていると，患者さんとかかわるときはこれが常識でしょう？　先輩とかかわるときは，こういう態度をするのは社会人だから当然でしょう？っていう自分の考えている"当たり前"とか"常識"が通用しないな，って思います」と話しました。それでも，自分の仕事もしていかないといけないし，技術の指導やサポートもしなくてはいけない中で，「態度のことって伝えても，なんかこっちもいい気分になれないこととかあって大変」と語りました。

臨床実践能力の構造と基礎教育での学習状況

＊臨床実践能力の構造

　新人看護職員研修ガイドラインでは，臨床実践能力の構造が図で示されています（図1）。「看護は必要な知識，技術，態度を統合した実践的能力を，複数の患者を受け持ちながら発揮することが求められる。そのため，臨床実践能力の構造として，Ⅰ基本姿勢と態度，Ⅱ技術的側面，Ⅲ管理的側面が考えられる。これらの要素はそれぞれ独立したものではなく，患者への看護を通して臨床実践の場で統合されるべきものである」[1]と説明されています。
　基本姿勢と態度は，
1. 看護職員としての自覚と責任ある行動
2. 患者の理解と患者・家族と良好な人間関係の確立
3. 組織における役割・心構えの理解と適切な行動
4. 生涯にわたる主体的な自己学習の継続

から構成されており，細かく16項目に分類されています（表1）。看護職員

看護技術を支える要素

1 医療安全の確保
①安全確保対策の適用の判断と実施
②事故防止に向けた，チーム医療に必要なコミュニケーション
③適切な感染管理に基づいた感染防止

2 患者及び家族への説明と助言
①看護ケアに関する患者への十分な説明と患者の選択を支援するための働きかけ
②家族への配慮や助言

3 的確な看護判断と適切な看護技術の提供
①科学的根拠(知識)と観察に基づいた看護技術の必要性の判断
②看護技術の正確な方法の熟知と実施によるリスクの予測
③患者の特性や状況に応じた看護技術の選択と応用
④患者にとって安楽な方法での看護技術の実施
⑤看護計画の立案と実施した看護ケアの正確な記録と評価

Ⅰ，Ⅱ，Ⅲは，それぞれ独立したものではなく，患者への看護ケアを通して統合されるべきものである。

Ⅱ 技術的側面
1. 環境調整技術
2. 食事援助技術
3. 排泄援助技術
4. 活動・休息援助技術
5. 清潔・衣生活援助技術
6. 呼吸・循環を整える技術
7. 創傷管理技術
8. 与薬の技術
9. 救命救急処置技術
10. 症状・生体機能管理技術
11. 苦痛の緩和・安楽確保の技術
12. 感染防止の技術
13. 安全確保の技術
14. 死亡時のケアに関する技術

Ⅰ 看護職員として必要な基本姿勢と態度
1. 看護職員としての自覚と責任ある行動
2. 患者の理解と患者・家族と良好な人間関係の確立
3. 組織における役割・心構えの理解と適切な行動
4. 生涯にわたる主体的な自己学習の継続

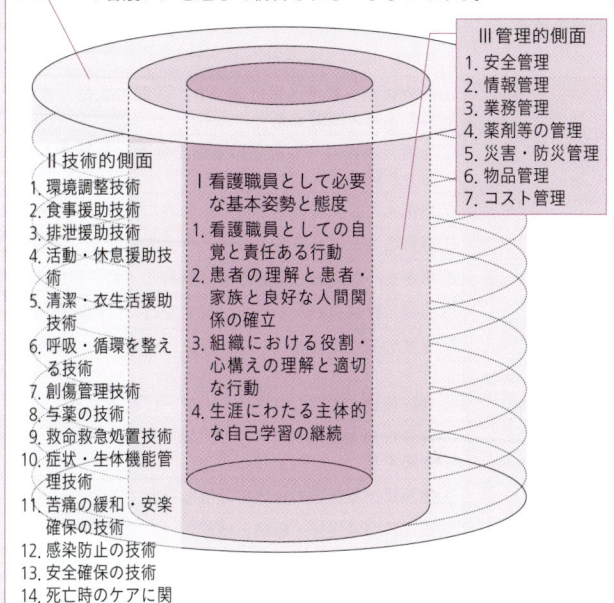

Ⅲ 管理的側面
1. 安全管理
2. 情報管理
3. 業務管理
4. 薬剤等の管理
5. 災害・防災管理
6. 物品管理
7. コスト管理

図1　臨床実践能力の構造
厚生労働省：新人看護職員研修ガイドライン【改訂版】．2014．

として必要な基本姿勢と態度については，新人の時期のみならず，成長していく過程でも常に臨床実践能力の中核となる部分である，と説明されているように，さまざまな看護実践を行っていくうえで大切な部分となります。

★基本姿勢と態度に関する基礎教育での学習状況

指導者がかかわるポイントは，目標とする姿と現在の姿のギャップの部分にあります。少し簡単に考えてみると，「こういう行動をとってほしい」と指導者が期待している行動をとることができていれば，指導はしないと思いますが，期待している行動をとれていないと，新人に「変わってほしい，だから何かしらの指導をする必要がある」と考えて指導をすると思います。こ

表1　看護職員としての基本姿勢と態度についての到達目標

★：1年以内に到達を目指す項目
到達の目安　　Ⅱ：指導の下でできる　　Ⅰ：できる

		★	到達の目安	
看護職員としての自覚と責任ある行動	①医療倫理・看護倫理に基づき，人間の生命・尊厳を尊重し患者の人権を擁護する	★		Ⅰ
	②看護行為によって患者の生命を脅かす危険性もあることを認識し行動する	★		Ⅰ
	③職業人としての自覚を持ち，倫理に基づいて行動する	★		Ⅰ
患者の理解と患者・家族との良好な人間関係の確立	①患者のニーズを身体・心理・社会的側面から把握する	★		Ⅰ
	②患者を一個人として尊重し，受容的・共感的態度で接する	★		Ⅰ
	③患者・家族にわかりやすい説明を行い，同意を得る	★		Ⅰ
	④家族の意向を把握し，家族にしか担えない役割を判断し支援する	★	Ⅱ	
	⑤守秘義務を厳守し，プライバシーに配慮する	★		Ⅰ
	⑥看護は患者中心のサービスであることを認識し，患者・家族に接する	★		Ⅰ
組織における役割・心構えの理解と適切な行動	①病院及び看護部の理念を理解し行動する	★		Ⅰ
	②病院及び看護部の組織と機能について理解する	★	Ⅱ	
	③チーム医療の構成員としての役割を理解し協働する	★	Ⅱ	
	④同僚や他の医療従事者と適切なコミュニケーションをとる	★		Ⅰ
生涯にわたる主体的な自己学習の継続	①自己評価及び他者評価を踏まえた自己の学習課題をみつける	★		Ⅰ
	②課題の解決に向けて必要な情報を収集し解決に向けて行動する	★	Ⅱ	
	③学習の成果を自らの看護実践に活用する	★	Ⅱ	

厚生労働省：新人看護職員研修ガイドライン【改訂版】．2014．

のように考えると，さまざまなことにおいて自分が指導や支援をする新人の実態を知ろうとすることはとても大切です。

基礎教育での学習状況

　実態の1つの側面として，基本姿勢と態度に関する基礎教育での学習状況をみてみます（図2）[2]。ここでは，改訂前のガイドラインで示されている「Ⅰ：できる」，かつ，「★：1年以内に経験し到達をめざす項目（改訂後：1年以内に到達をめざす項目）」の10項目について紹介します。この図を見ると，臨床実践能力の中核となる部分であるにもかかわらず，新人は基礎教育（学校）の実習で経験したと捉えている割合が低いことがわかります。低いかどうかがわかりづらいかもしれませんので，参考までにⅠかつ★に関する

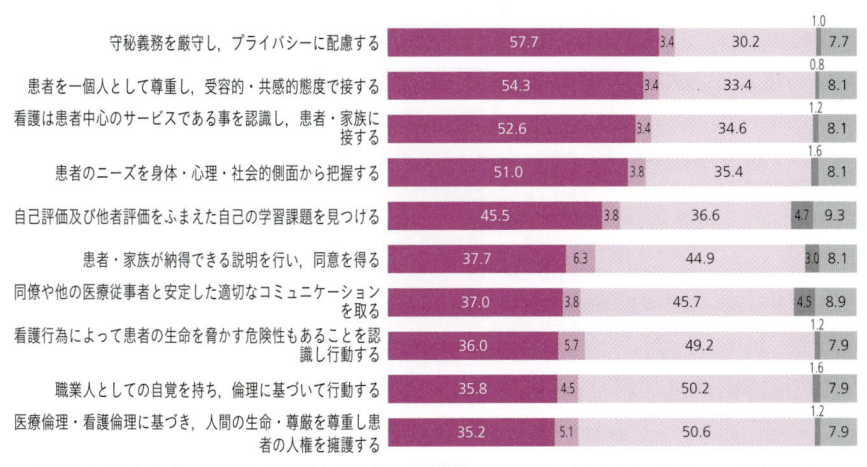

項目	実習で実施した	学内で演習までした	講義のみ受けた	学習していない	無回答
守秘義務を厳守し、プライバシーに配慮する	57.7	3.4	30.2	1.0	7.7
患者を一個人として尊重し、受容的・共感的態度で接する	54.3	3.4	33.4	0.8	8.1
看護は患者中心のサービスである事を認識し、患者・家族に接する	52.6	3.4	34.6	1.2	8.1
患者のニーズを身体・心理・社会的側面から把握する	51.0	3.8	35.4	1.6	8.1
自己評価及び他者評価をふまえた自己の学習課題を見つける	45.5	3.8	36.6	4.7	9.3
患者・家族が納得できる説明を行い、同意を得る	37.7	6.3	44.9	3.0	8.1
同僚や他の医療従事者と安定した適切なコミュニケーションを取る	37.0	3.8	45.7	4.5	8.9
看護行為によって患者の生命を脅かす危険性もあることを認識し行動する	36.0	5.7	49.2	1.2	7.9
職業人としての自覚を持ち、倫理に基づいて行動する	35.8	4.5	50.2	1.6	7.9
医療倫理・看護倫理に基づき、人間の生命・尊厳を尊重し患者の人権を擁護する	35.2	5.1	50.6	1.2	7.9

図2 基本姿勢と態度に関する基礎教育での学習状況

技術的側面の学習状況も紹介します（図3）。図2の2つ目の項目にある「患者を一個人として尊重し，受容的・共感的態度で接する」と4つ目の「患者のニーズを身体・心理・社会的側面から把握する」は，実習で実施したと回答した人はそれぞれ54.3％，51.0％と半数にやっと届くほどでした。

基本姿勢と態度に対する指導的アプローチの重要性

指導者や管理者の多くから，「技術は就職してから身につけてもらえばいいと思っています。でも，患者さんとかかわるということ，患者さんを尊重することを学生時代には学んできてほしい」という声を耳にします。しかし，この結果をみると，どうも新人本人は患者さんに直接かかわってこれらのことを行った感覚をもてていないようです。

また，新人を指導する際に指導者が難しいと捉えることが多い，自己評価と他者評価のズレについてもこの結果から同じように読み取ることができます。「自己評価及び他者評価をふまえた自己の学習課題を見つける」は実習で実施した割合が45.5％，講義のみ受けたが36.6％でした。皆さんも自分に置き換えて考えていただくとよいと思いますが，講義で聞くとその重要性はわかりますが，実際にやってみないと身につかないことは多々あると思います。新人も同様です。

図3 技術的側面に関する基礎教育での学習状況

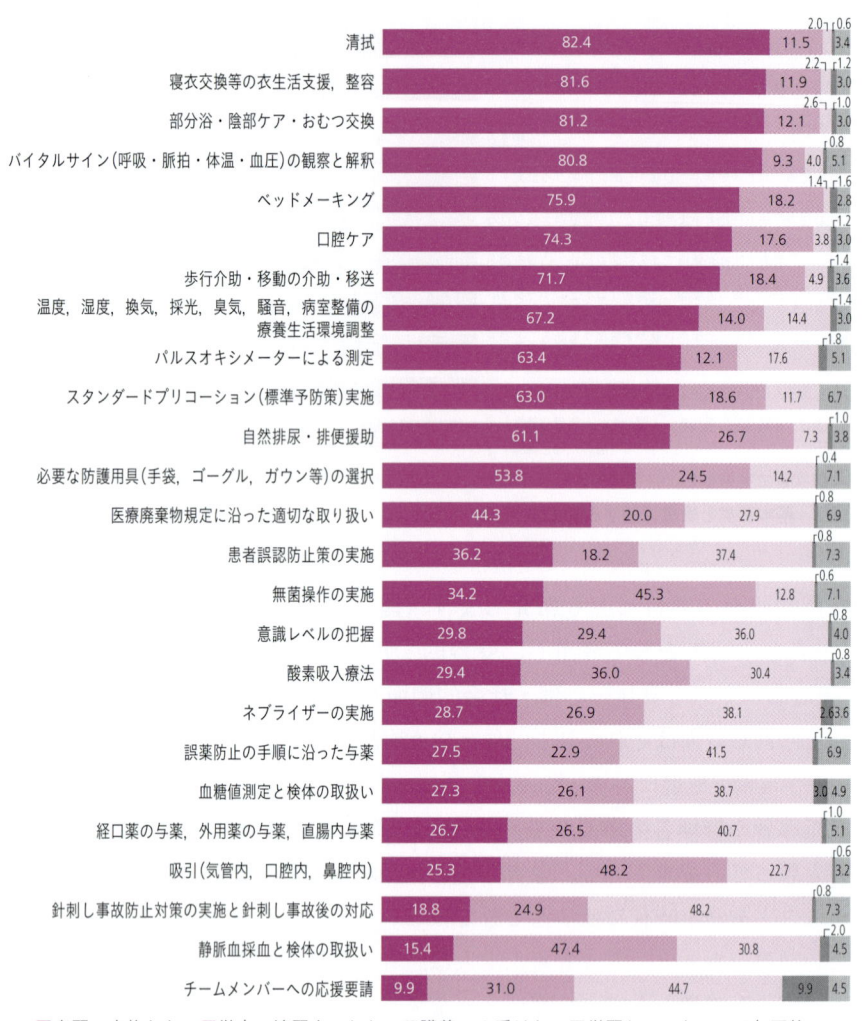

項目	実習で実施した	学内で演習までした	講義のみ受けた	学習していない	無回答
清拭	82.4	11.5	3.4	2.0	0.6
寝衣交換等の衣生活支援，整容	81.6	11.9	3.0	2.2	1.2
部分浴・陰部ケア・おむつ交換	81.2	12.1	3.0	2.6	1.0
バイタルサイン(呼吸・脈拍・体温・血圧)の観察と解釈	80.8	9.3	4.0	5.1	0.8
ベッドメーキング	75.9	18.2	2.8	1.4	1.6
口腔ケア	74.3	17.6	3.8	3.0	1.2
歩行介助・移動の介助・移送	71.7	18.4	4.9	3.6	1.4
温度，湿度，換気，採光，臭気，騒音，病室整備の療養生活環境調整	67.2	14.0	14.4	3.0	1.4
パルスオキシメーターによる測定	63.4	12.1	17.6	5.1	1.8
スタンダードプリコーション(標準予防策)実施	63.0	18.6	11.7	6.7	
自然排尿・排便援助	61.1	26.7	7.3	3.8	1.0
必要な防護用具(手袋，ゴーグル，ガウン等)の選択	53.8	24.5	14.2	7.1	
医療廃棄物規定に沿った適切な取り扱い	44.3	20.0	27.9	6.9	0.8
患者誤認防止策の実施	36.2	18.2	37.4	7.3	0.8
無菌操作の実施	34.2	45.3	12.8	7.1	0.6
意識レベルの把握	29.8	29.4	36.0	4.0	0.8
酸素吸入療法	29.4	36.0	30.4	3.4	0.8
ネブライザーの実施	28.7	26.9	38.1	2.6	3.6
誤薬防止の手順に沿った与薬	27.5	22.9	41.5	6.9	1.2
血糖値測定と検体の取扱い	27.3	26.1	38.7	3.0	4.9
経口薬の与薬，外用薬の与薬，直腸内与薬	26.7	26.5	40.7	5.1	1.0
吸引(気管内，口腔内，鼻腔内)	25.3	48.2	22.7	3.2	0.6
針刺し事故防止対策の実施と針刺し事故後の対応	18.8	24.9	48.2	7.3	0.8
静脈血採血と検体の取扱い	15.4	47.4	30.8	4.5	2.0
チームメンバーへの応援要請	9.9	31.0	44.7	9.9	4.5

　これらの問題は基礎教育でどのように学習したり，学習したという実感をもたせるかという課題もありますが，基礎教育の改革を待っていては遅く，まさに目の前にいる新人を育てていくためには，ここにあげられる基本姿勢と態度に対する指導的なアプローチが不可欠です。

OJTの実行につなげるために

＊個人の価値観や信念が影響する姿勢と態度

　指導者の中には，「社会人なのだから姿勢や態度は自分で伸ばしていくものだと思う，どうして指導者が教えなくてはならないのだろう」と悶々とした気持ちを抱く人もいますが，できていないことをできるようにする，わかっていないことがあればわかるようにしていくことが指導者の役割です。そのため，それが姿勢や態度のことであってもチームの一員として，看護師として働いてもらうためには，指導が必要です。

技術を教えることとは違う難しさ

　しかし，看護技術を教えることとは違う指導する難しさや，教える側の戸惑いはどこにあるのでしょうか。看護技術と違うところは，姿勢や態度は，人がどのような価値観をもっているか，信念をもっているかなどに影響を受けやすいことです。

　例えば，「看護職員としての自覚と責任ある行動」には，「職業人としての自覚を持ち，倫理に基づいて行動する」が含まれていますが，倫理にはその人の価値観を含むため，倫理に基づいた行動といっても人それぞれ異なります。

　そのため，教える側からすると看護師としてこのように考え行動するのは当然ではないだろうか，と考えて新人に「その行動は間違っているのではないか」とストレートに伝えたとしても，新人にはなかなか響かないこともあります。その響かなさの理由の1つに，私の価値観だとそうは考えない，だから先輩の言うことはすべてを受け入れづらい，と新人が考えている可能性が高いのです。その思いや考えを言葉にして指導者に伝えるかは人それぞれだと思いますが，指導者からの言葉で自分の価値観を否定されたと捉えられてしまうため，指導者からすると「指導が難しい」「わかってもらえない」となることが考えられます。

看護職としての姿勢と態度の根幹を指導する

　価値観や信念は，人としての成長に伴って変化していく部分もあれば，変

わらない点もあります。また，看護技術などのように看護を学び始めてから培われてきたものだけではなく，子どもの頃からの積み重ねでつくられてきたものもあるため，指導をしたからといってすぐには変わらない可能性もあります。

　しかし，看護職として人を大切にする，尊重する，自己理解を深めるといった，いわゆる姿勢と態度の根幹となる点について，全員がまったく同じように考えなかったとしても，どういう行動をとれることがこれらの力を発揮しているといえるのか，という具体的な行動レベルで看護職全体が考えていることがあるはずです。それを指導によって新人が自分の力にしていけばよく，また新人がもっているよいところは，指導者側が学び取っていけばよいわけです。

＊モデルを示してじっくりはぐくむ

　基本姿勢と態度に示されている16項目は，「社会人基礎力」にも近い部分が非常に多いと思います（→p.147）。

　基本姿勢と態度の内容は抽象度が高いため，具体的にどのような行動がとれたらできたということになるのか，という点において新人はイメージがつきづらい状況があります。新人の意識が変わっていくことはもちろん大事ですが，姿勢や態度は長年培ってきた価値観も影響するため，すぐには変わることが難しいこともあげられます。

言葉で指導するだけでなく姿勢や態度を示す

　そのため，言葉で指導をするだけではなく，指導者が新人にとってもらいたい姿勢や態度をロールモデルとして示すことが，新人にとってはよい学びになります。そして，ロールモデルとして示し，見てもらったことと，新人がとっている行動はどこがどのように違うのか，そしてそれによって例えば患者さんにもたらされていることはどのように違っているのか，を具体的な現象をもとにしながら一緒に考えていくことが必要になります。

　そして，すぐに変わることが難しいという点では，新人をすぐに変えようと思うのではなく，むしろ新人という期間をうまく利用してじっくり育てていくことが必要ですし，もしかしたらなかなか変わらないと思える新人も，

その人が後輩を指導する立場になって初めて自分の行動を見直すこともあるかもしれません。

> 「理解」と「支援」にもとづくOJT実行プラン

☛ 指導者のための実行プラン

- ☐ 姿勢や態度も指導が必要な領域だと理解する
  - 新人は，基礎教育の実習では学習したという認識が低いことを知り，これらの能力を獲得していない可能性があることを知る
  - 「何で教えなくちゃいけないのだろう？」から「こちらが期待する態度がとれていなかったら教えることも必要」と意識する
- ☐ 指導者がロールモデルを示す
  - 姿勢や態度は相手の行動を見て気づいたり，学ぶことも多い
  - 指導者がスタッフとかかわっている場面，患者や家族とかかわっている場面で，新人にもとってもらいたいと考えている態度や姿勢を示す
- ☐ 長期的な視野ではぐくんでいく
  - 看護職としてその姿勢や態度がどういう意味をもつのか，例えば患者やスタッフにどのような影響を与えるのか，具体的に説明する
  - 説明し，頭でわかったとしても，行動が変わるには時間がかかることを理解し，長期的な視点でかかわる
  - すぐに変化を求めようとしない

☛ 管理者のための実行プラン

- ☐ スタッフ全体に求めたい基本姿勢や態度を管理者が明確にする
  - 示されている基本姿勢や態度は，抽象的であるため，行動レベルでスタッフが理解できるようにする
  - そのために，管理者は自部署では最低限とってもらいたいと考える態度や姿勢を明確にする

- ☐ スタッフ全体に求めたい基本姿勢や態度をスタッフに伝え，理解してもらう
  - 組織全体で行動がとれていると，指導者も指導しやすくなり，新人も自分の行動と照らし合わせて理解しやすくなる
- ☐ 新人が変わらない，新人にどのようにかかわったらよいかわからないという指導者を支える
  - 具体的にどのように言葉をかけたらよいか，いつ，どのように指導をすると効果的かを自分の経験を紐解き，伝える

［文献］
1) 厚生労働省：新人看護職員研修ガイドライン【改訂版】．7．2014．
2) 佐々木幾美，他：厚生労働科学研究費補助金　地域医療基盤開発推進研究事業新人看護職員研修制度開始後の評価に関する研究　平成24～25年度総合研究報告書．

④ シャドウイングを効果的に運用して新人の実践につなげる

シャドウイングは，1日の業務がどのような流れになっているか，また，新人がある看護実践を初めて行うときに手順や大事なポイントなどを見て学んでもらうために導入されていることがほとんどです。適切な活用が望ましい効果につながります。

新人の窓から

　新人看護師の浅田さんは，先輩の後ろを早足でひたすらついて歩いています。先輩と横に並んで何かを話しながら歩くでもなく，縦列をなして，まさに後ろをついて歩いています。ベッドサイドで先輩と患者さんが話しているときも，後ろに控えてじっと聞いているだけでした。

　術後の患者さんを迎えるベッドに必要な吸引器材や器具などを準備する際も，先輩が1人で忙しそうに準備している場面を観察して，小さなノートにひたすら何やらメモを取っていました。先輩も，一緒に実施することは勧めず，各行為において何が大事なのかを言葉にして説明することもほとんどありません。

　浅田さんと一緒に行動する大変さもあるのか，患者さんの容態によっては，「ちょっとナースステーションで待っていて！」と置き去りにされ，所在なさげにしている時間もありました。そして，1日の就業時間が終わった後も，先輩との振り返りがないまま帰路についたのです。

☕ 新人の会話　私はここにいてもいいの？　アウェイなのか，ホームなのか

　浅田さんはこの日のシャドウイングについて，同じ新人看護師の伊藤さんに，「先輩について歩くことには，慣れたけど……」と，不満げな口調で語り出しました。

浅田　……居心地が悪いっていうか……なんかアウェイな感じ。新しい職場に行くと，最初やっぱアウェイな感じがするじゃないですか。そんな感じじゃない？

伊藤　あるある！そんな感じ。で，なじむまでに時間かかるな〜って思う。でも，先輩が気軽に声を掛けてくれたときに，「あ！ここはホームだったんだ！」って思い出すんだよね〜

浅田　それはあるね〜！そういうときはいい

伊藤　でも，先輩から「それは違うじゃない！」って言われたら，どんどんアウェイ化していくの

浅田　それはまだホームに近くない？　声掛けてくれてるんだから。目を見て話してくれたり，軽い注意でもしてくれたら，ホームまではいかないけど……その場にいていいかな，って思えるみたいな

新人の理解を深める

　浅田さんは「もっと看護師っぽいこと」をしたいと思っていました。「看護師っぽいこと」とは，「先輩についてまわるんじゃなくって，自分で行動すること」だと言います。浅田さんはシャドウイングをしながら，薬剤の混注や配薬，採血，洗髪などのケアも先輩と一緒に行っていましたが，その体験は「患者さんを受け持って，っていうことではないから。仕事しているっていうよりも，実習に来ている感じがする」とも語りました。

　学生の頃に，「働く」ということをあまり現実的に想像していなかった浅田さんは，実際に看護師として働き始めてみて，いわゆるリアリティショックはあまり感じなかったということですが，患者を受け持てないことに関しては，不服そうに「他の病棟とか他の病院の友達は普通に受け持ってるって聞くし。まるで自分がない感じですよね」と話しました。

　他の新人看護師の語りでもシャドウイングのとき，「先輩によっては『これをやるから見てて』っていう人もいれば，何も言わずにそのままスルーみたいなこともある。それ（後者）が一番きつい」「そのようなとき『何を

やっているか，さっぱりわからない』状態になる」と語りました。そして，何をやっているかわからないと，「あ〜もういいや，という気持ちになってしまう」と言います。

しかし，患者を受け持ちたいかどうかと問うと，「んー，受け持ちたい感じはありますけど，仕事の流れを覚えきっていないから，不安もあるんですよね。『今受け持って何ができるんだろう？』っていう気持ちがあるから微妙です。受け持ちたい気持ち半分，不安半分みたいな」と，複雑な胸のうちをはっきりしない表情で語りました。

病棟に慣れることを目的として行われていたシャドウイングは，患者を受け持つ不安を和らげるものである一方で，実践現場から何を学べばよいのかわからないという苛立ちを感じさせるものとなっていました。この苛立ちと同時に，新人看護師は自分自身を無意味な存在として認識せざるをえない体験にもなってしまっていました。

特に，患者を受け持たないということは，看護師として何かが欠けているのではないかと感じられる体験だったようです。また，"アウェイ"という言葉に示されるように，先輩との距離も感じていたのです。まさに孤独そのものといえます。

シャドウイングを効果的に活用する

＊シャドウイングとはそもそも何か

シャドウイングは，語学学習の方法として導入され，効果を上げています。もともとは「ジョブシャドウイング」と呼ばれ，米国で行われている子ども向けのキャリア教育の一種で，生徒が企業の職場で従業員に"影"のように密着し，その仕事内容や職場の様子を観察する方法です[1]。

つまり学習者が，①当該職場ではどのような仕事がどのようにされているのかを知る，②自職場はどのような様子なのかという雰囲気を知る，主にこの2つの目的で行われる教育方法です。

学習者が実践の場で一定の行動をとることができる，実践の見本となるよ

> **シャドウイングの目的**
> ❶ 当該職場ではどのような仕事がどのようにされているか知る
> ❷ 自職場はどのような様子なのかという雰囲気を知る
> 　⇒実践の見本となるような人とともに行動することで，学習者が一定
> 　　の行動をとることができる

うな人とともに行動することで，これらの目的を達成していくための教育方略です。

＊看護現場で，シャドウイングをうまく機能させるために

　事例は，シャドウイングが必ずしもうまく機能しているとはいえない状況です。しかし，多くの新人が同じような感情を抱いているようですから，「この先輩だから」「この場面だから」うまくいかなかったというわけでもなさそうです。看護現場でシャドウイングがうまくいきにくい理由から，うまく機能させるための方法を考えてみましょう。

その場や状況での大事なポイントを説明する

　シャドウイングがうまくいきにくい1つ目の理由は，"学習者に見てもらっているだけでは大事なことが伝わらない"ということです。同じ場や状況を共有していても「見ていたものが違った」という経験はないでしょうか。実践している先輩は，各場面において大切なこと，押さえておかなければならないことを習得していますが，新人はその場や状況で大事になることや必要な判断を学んでいる途上です。そのため新人は，どこが実践のポイントであり，見落としてはいけないことなのかが，まだわかりません。

　一方，先輩はどのようにその場や状況を捉え，捉えたことを判断し，次の行為につなげるかというように，行動レベルのことだけではなく，認知や思考を伴ってさまざまな行動をしています。この場や状況の捉え方や考え方のポイントを新人に説明してみましょう。

見せる実践に先輩が自信をもてるようにする

　2つ目に考えられる理由は，"実践を見せている先輩が，実践そのものに

自信がもてていない"ことです。実践現場でシャドウイングをされる人は，多くの場合，その日一緒に働く先輩でしょう。その先輩すべてが，経験豊かであるとは限りません。経験年数が少ない看護師の場合には，実践をそつなくこなすことはできても，他の人に見られるとなると緊張が伴うことや，自分の実践が正しいか不安に感じることがあります。

　そういう意味では自信をもって実践している先輩が，実践を見せることが望ましいと考えます。しかし，先輩が自信をもてていない場合でも，新人とその場を一緒に振り返り，その場で大事なポイントをともに学ぶことで，先輩自身が確実な知識や技術を身につけ，さらに"ともに振り返る"ことを通して，新人もシャドウイングした場面から学ぶことも可能になります。

シャドウイングで見てもらった実践がすぐにできるようになるとは思わない

　3つ目に考えられる理由は，"見たからといってその実践ができるとは限らない"ということです。この背景には，看護が展開される場面に，まったく同じ状況は二度とないということがあります。そのため，実際の仕事として観察したことをそのまま他の場面でそっくりあてはめることは，容易ではありませんし，わかることとできることは異なるからです（→p.110）。

　また，1つ目の理由として書いたように，見ていたからといって大事なポイントが伝わっているとは限らないこと，そして実践は身体技能を伴うためある程度の反復の機会が必要だということです。

OJTの実行につなげるために

　看護職にとって，現場から学ぶことや，実践現場に馴染んでいくことは，そこで自分がどのように振る舞えばよいかを身につけていくために，とても大事なことです。このような学びは学校の中よりも，むしろ現場において身につけていくものだといえます。

　レイヴとウェンガーは，状況的学習論（situated learning）の中で，学習は正統性を認める共同体への参加を通して進展していくと述べ，学習は自分が正統であると認めた文化，社会，共同体の周辺的活動に参加することから始まり，共同体の中心的活動につながろうとする点で主体的活動であるという

考え方を示しています[2]。

　ここでは，新参者としての学習者がいかに徐々に円熟した実践の場に参入し，その共同体の一部になっていくかが問題となり，「教える」「教えられる」という二分化した考えはないと述べられています。

　状況的学習論における学習は，社会的実践の一側面として全人格を巻き込むこと，すなわちアイデンティティの形成を含んでいます。そのため自らが正統的な周辺性をもつ領域への参加を古参者，すなわち先輩に認められることによって，実践共同体の成員になることができるのであり，その過程では他者との関係が欠かせません。

　したがって，例えば1日の業務を知ってもらうためにともに行動をしていたとしても，先輩の後ろをついてただ歩くだけでは，共同体に参加しているという感覚は得られず，学習効果は少ないといえるでしょう。シャドウイングを通して実践の場を覗き見るだけではなく，先輩とともに実践の場に参加していると感じられたり，先輩との対話が必要です。

　また，ある実践ができるようになるためのシャドウイングでは，正しい形を覚えてもらうことにつながります。その際には，まずやって見せ，それを効果的にするために学習者が模倣した行動のよいところ，よくないところを指摘し，よくないところについてはもう一度見せることも必要です（図4）[3]。

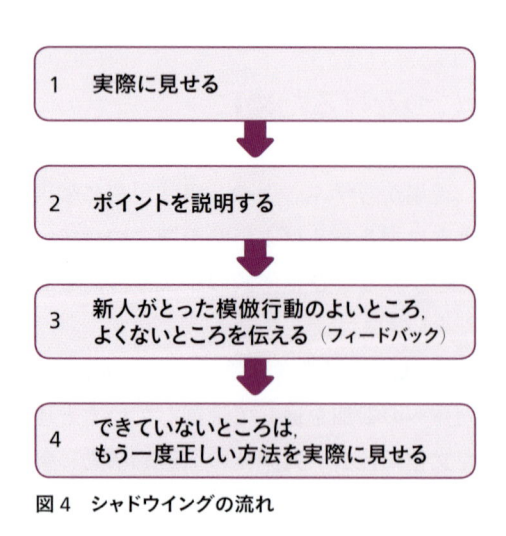

1　実際に見せる
↓
2　ポイントを説明する
↓
3　新人がとった模倣行動のよいところ，よくないところを伝える（フィードバック）
↓
4　できていないところは，もう一度正しい方法を実際に見せる

図4　シャドウイングの流れ

> 「理解」と「支援」にもとづく OJT 実行プラン

🐾 指導者のための実行プラン

- [ ] シャドウイングでねらうことを明確にする
  - 部署に慣れてもらうため，1日の仕事の流れを知ってもらうため，ある1つの看護実践を知ってもらうため（例えば，病棟で行われる採血の準備から実施，片付けまでの手順を知ってもらう）など
  - ねらいを新人と共有し，指導者と新人双方が理解できるようにする
- [ ] シャドウイングで見てもらったことのポイントを説明する
  - 見せているときに，大事なポイントを説明する
  - 見せているときに説明できない場合は，できるだけ直後に大事なポイントを説明する
  - 直後に他のことを見せるため，すぐに説明できないときは，「○○についてあとで説明します」のように，その場面や状況は指導者が教えたいポイントが含まれている場面であることをともに意識する
  - 大事なポイントがマニュアルなどに記載されていれば，「マニュアルの何ページに書いてあるか」「e-ラーニング教材のこの部分にある」などを伝える
- [ ] 1日の終わりにシャドウイングでの学びをともに振り返り，意味づける
  - 今日気づいたことを新人から述べてもらう
  - 指導者として伝えたかったこと，理解してほしいことは伝わっていたか，確認する
  - 伝わっていなかった場合は，あらためて説明をする
- [ ] シャドウイングされる先輩が自信をもつ
  - 指導するときの根拠はマニュアルや本に書かれているか確認する

- 見せたあとで自信がもてないときは，新人とともに振り返るなどして自信をもてるようにしていく

👉 管理者のための実行プラン

☐ 長期の場合，シャドウイングを実施する期間や，その目的を明確にしておく
  - 効果的なシャドウイングとなるように，先輩と新人でシャドウイングの期間を決め，共有する
  - シャドウイングでねらいたいことを明確にし，新人とすべてのスタッフに周知し，理解を促す

☐ 先輩に対する承認や支援を欠かさない
  - シャドウイングを任される先輩が自信をもてているか確認し，自信がもてるような支援をする
  - シャドウイングを任された先輩の労もねぎらい，指導の振り返りを行うことで，先輩の指導力を向上させる

[文献]
1) 大坪明美，村上虞須美，上泉和子：管理者研修へシャドウイングを活用する．看護展望 36(2)，130-136，2011．
2) Lave, J., & Wenger, E. 著．佐伯胖訳：状況に埋め込まれた学習．産業図書，96-97，1993．
3) 梅根悟：教育の話．ほるぷ出版，42-43，1984．

5
目標を立て，目標に行きつく方法を一緒に考える

目標は，指導のためだけにあるものでなく，自分はどこまで行きつけばよいのか，
そしてその目標にはどのようにしたらたどりつくことができるのか，
新人自身が理解すること，そして新人の状況によって
目標設定や行きつく方法を変えていくことが大切です。

新人の窓から

　新人看護師の伊藤さんは，少しずつ病棟の雰囲気には慣れてきたようです。まだ先輩とざっくばらんに会話をするところまでには至りませんが，「先輩はみなさん，よくしてくれます」とのことです。

　伊藤さんが受け持った患者さんは，今日が検査のある日でした。朝のミーティングで検査出しをどうするかということについて，先輩は「まだ4か月目だから，まだこの辺りは1人でできなくても大丈夫だよ。フリー業務をしている山田さんと一緒に行ってもらいましょう」と言われました。

　検査出しをするときには，山田さんと一緒に行動した伊藤さんは，検査室から戻るとき「この検査出しはうちの病棟で結構あるけど，新人さんはまだひとり立ちしないんだっけ？」と聞かれて，「あ，はい，たぶん…」と自信なさそうに答えました。

☕ 新人の会話　目標はあるけれど，あってないような感じもする

伊藤　……先輩はいったい何をどうしたいのか
内田　どうしたの？
伊藤　早く仕事をしてもらえば…つまり，新人には早く仕事を覚えてほしいとは思ってると思うの。でもね，先輩によって今の時期新人にできるよう

になってほしいと思っていることが違う感じがする
内田　あ〜そういうのあるね。「すぐに覚えられるわけがないって思ってるから」ってこともたまに先輩から聞いたりするし
伊藤　うん，そうだよね。いったい今の段階では何を期待されているのか。何を最低限やってもらいたいと思っているのかが，はっきりわからない。今日も検査出しはまだ1人でできなくてもいいよ，っていう先輩もいれば，一緒に検査出しをしてくれた先輩は，「まだひとり立ちしていないんだっけ？」って聞いてくるし
内田　そういうときって，なにを目標にして毎日やっていけばいいかわからなくなるから，なんとなく自分を見失う感じがするよね

新人の理解を深める

　伊藤さんは，仕事に行くのがいやなわけではありませんし，少しずつ職場にも仕事にも慣れてきた感じをもっているそうです。ところが，この前の検査出しの件だけではなく，「なんとなく，ゴールがよくわからない」そうです。「自立していくこと，1年間こういうことを覚えていくことが必要だというのは聞いた気もしますし，個人ファイルを見ればわかるんだと思います。でも，日々の仕事をしていると，目標ってあってない感じがします。目標が単なる目標になってしまっていて，そこまで到達できそうな気がしない」と語りました。

　加えて，先輩によっては「今の1年目がどういう目標で仕事をしているのか，どこまで到達しているのかを知らない」ようなので，自分としてはなんとなく先輩同士の板挟みにあっているような感覚を抱くこともあるそうです。

　そして「目標は確かに決まっていて，就職したころ説明を受けましたし，評価会の前とかプリセプターさんと確認し合うことはありますが，評価をするために目標を確認するような感じで，先輩がどんなふうに1年目の私に働いてほしいのか，そのためにはどんな風に努力をしたらいいのか，いまひとつわからない」と釈然としない表情で訴えました。「それに，同じ1年目で

も受け持つ患者さんとか，経験することによってゴールに行けるかどうかはそれぞれ違うはずなのに，同じ目標でいいのかな？　でも目標が違うとなんとなく不安な気持ちもありますけれど…」と自分がどこに向かっていくのか，そしてどのようにその目標に向かって努力をしていけばよいか，いまひとつピンと来ていないようでした。

成長のために意味ある目標にして活用する

＊目標は何のためにあるのか

　目標は，何をどこまで，いつまでに達成したらよいのかを具体的に示したものです。そのため，新人にとっては行きつく先がわかるものであり，指導者にとっては指導によってどこまで行きついてもらうことが必要となるのか，というそれぞれにとっての指標です。目標があることによって，新人も指導者も同じ行き先に向かって進んでいくことが可能になります。

　もう1つは，現在の新人の状況（姿）と目標にズレ（差）があれば，そこは指導が必要なところだったり，新人自身が学習していく必要性のあるところになりますので，指導の必要性や学習の必要性を見いだすために役立ちます（図5）。

＊目標に行きつくための方法を具体化する

　目標が決まったら，そこまで行きつくための方法を考えます。それでも方法を考えることができるのは，具体的な目標があるからです。例えば，富士山の頂上まで1日で登り下山する，という目標と，富士山の五合目まで1日で登り下山する，という目標では登り方が変わってきます。例えば，1日で頂上まで登るのであれば，車で行けるところまでは行ってしまい，そこから頂上をめざすということになるかもしれませんし，五合目までという目標であれば，最初からのんびりと徒歩で登山をして途中でも高山植物をゆっくりと観察しながら休憩をとって行くことができるかもしれません。

　「いつまでにどこまで行くのか」が決まっていれば，そこまでの方法を考

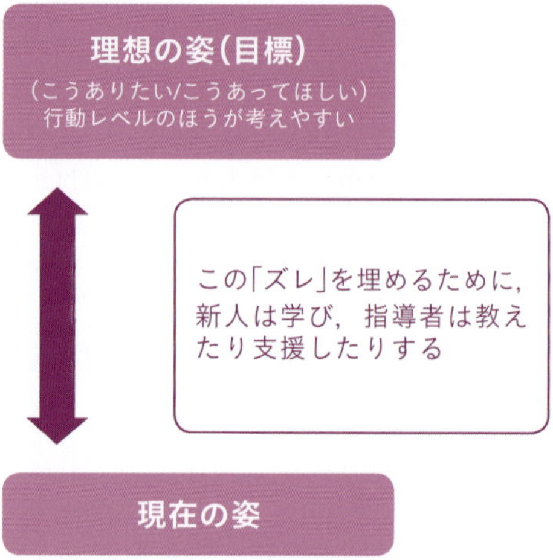

理想の姿（目標）
（こうありたい/こうあってほしい）
行動レベルのほうが考えやすい

この「ズレ」を埋めるために，新人は学び，指導者は教えたり支援したりする

現在の姿

図5　目標のもつ意味

えやすくなります。その目標を達成するための期間が長ければゆっくり取り組むことができるかもしれませんが，逆に短ければスピードアップした取り組みや凝縮した経験の積み重ねも必要になってくるかもしれません。

OJTの実行につなげるために

＊目標と方法は新人の現状によって再設定する（図6）

　時期ごとの新人の到達目標は，ほとんどの場合，病院全体や部署ごとにすでに決められており，指導計画も立っていることが多いと思います。このようにすでに決められていることは，どこに向かっていけばよいのか新人も指導者も理解できるため，とても大事なことです。

目標を新人ごとにアレンジし成長につなげる

　しかし，この目標があることだけで安心するのは少し早いです。どうしてかというと，すでに決められている目標は，実際に指導を受ける新人がいない中で，指導者側や管理者側が考えて決めたものですから，一律に考えるとこのように設定ができる，というものです。もちろん，これまでの新人の実

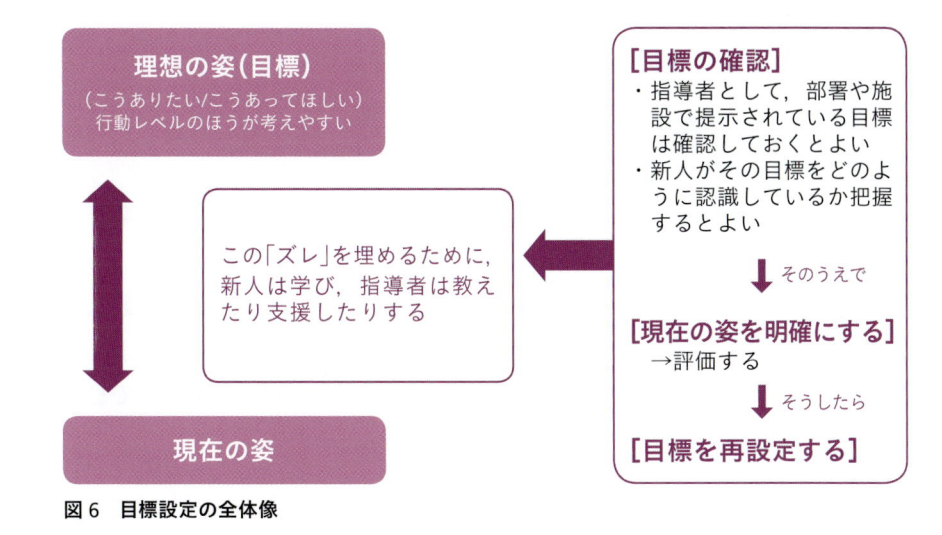

```
                    ┌─────────────────────────────┐
  理想の姿(目標)      │ [目標の確認]                 │
 (こうありたい/      │ ・指導者として，部署や施      │
  こうあってほしい)   │   設で提示されている目標      │
  行動レベルのほうが  │   は確認しておくとよい        │
  考えやすい          │ ・新人がその目標をどのよ      │
         ↑          │   うに認識しているか把握      │
         │          │   するとよい                  │
         │     ┌──────────┐  ↓ そのうえで
         │     │この「ズレ」を埋めるために，│
         │     │新人は学び，指導者は教え  │ [現在の姿を明確にする]
         │     │たり支援したりする        │  →評価する
         ↓     └──────────┘  ↓ そうしたら
   現在の姿                    │ [目標を再設定する]   │
                               └─────────────────────┘
```

図6　目標設定の全体像

情や指導経験の積み重ねなどから決めているものですから，的が外れているわけではありませんが，新人1人ひとりに合わせてアレンジしていくことが，新人1人ひとりの成長を支えることにつながります。

　例えば，さきほどの富士山登山の例で考えてみると，登山初心者で登り方のコツをつかんでいない人と，何度も登山をしたことがあり登り方のコツをつかんでいる人では，実は目標自体が変わってくる可能性もあります。前者であれば，1日で頂上まで登るのは難しいかもしれないので，今回は5合目までにしておこう，という目標に変わるかもしれませんし，2日かけて頂上にいくことにしよう，というように目標は変わらないけれども方法が変わってくることがあります。

　新人の成長を支援していくときも同じです。新人の背景やそれまでの経験，得手不得手，就職してからの経験は個人によって異なります。違いがある人に対して，同じ目標や方法で進めていってもひずみが出てくることがあります。これは目標が高すぎる場合だけではなく，低すぎる場合にもいえることです。そのため，新人1人ひとりに合わせて目標や方法の設定のし直しが必要になります。このようなひと手間によって，新人の成長は促されていきます。

★目標や達成までの方法を自分のものとして考えられるようにする

　私たちは，何に向かって行動すればよいかわからないとき（目標がわからない），やり方がわからないとき（目標に達するまでの方法がわからない），自信がないとき（やれそうという気持ちになれない）には積極的に行動しにくいものです。

　伊藤さんが「いったい今の段階では何を期待されているのか。何を最低限やってもらいたいと思っているかが，はっきりわからない」と語ったように，本人が自覚できていない場合にはせっかく手元にある目標が形骸化してしまいます。

目標を共有する

　図7をご覧ください。目標は指導者からのみ示されるものではなく，新人と指導者の双方で確認しあい，すりあわせ，その人自身の目標におとしこんでいくことが大切になります。そのためには，目標設定の段階から新人を巻き込むことです。新人に責任をもって考えさせること，自分で考えた目標や方法に責任をもたせることは，いずれ主体性を育むことにもつながります。

　なぜ，新人自身が納得する必要があるかというと，1部の「Ⅳ．おとなの学習者である新人看護師」（→p.53）で述べた成人学習者の特徴と照らし合わせてみると理解が深まります。おとなは，自己決定的でありたいという心理的ニーズや現実生活の課題や問題によりうまく対処しうる学習の必要性を実感したときに，何かを学習しようとする傾向がありました。そのため，新人自身が決めることにかかわること，そして学ぶ必要が今の自分にはあることを具体化できることが目標達成のためには不可欠になります。

　ゼロから目標を考えようとするととても大変に思うかもしれませんが，手元にある病院や部署ごとの目標を一緒にみながら，考えてみましょう。

現状把握を大事にする

　目標を共有したら，方法に飛ぶのではなく，R（現状把握）を大事にしてください。現状把握をするときには，評価が不可欠になりますので，「7．日々の実践の評価を通して新人の力を伸ばす」（→p.119）や「8．自己評価と他者評価を効果的に活用する」（→p.128）などの評価に関する項目も参照

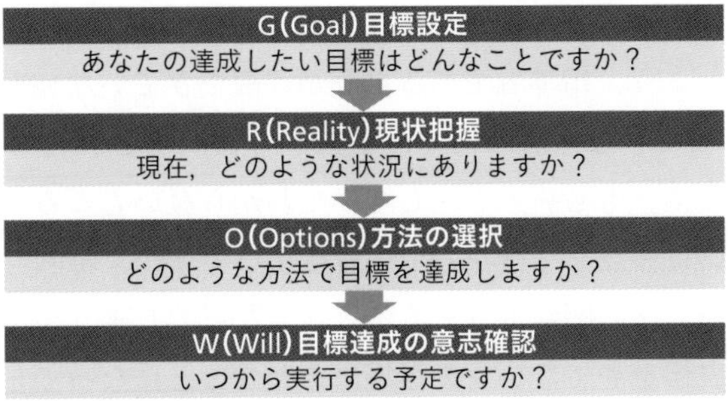

図7 GROWモデル
O'Connor & Lages, A 著,杉井要一郎訳：コーチングのすべて．
82-87,英治出版，2007．より作成

しながら進めてください。指導者だけが新人の現状を把握していたとしても，それは本人の目標にならないため，現状を言語化して今の状況を共通理解することが大切になります。

そして，取り組むことができそうな方法や指導者からの提案により具体的な取り組み方法を考えること，そしていつから取り組むかという行動に移すための意志を確認していくという流れをつかみ，このサイクルを回していってください。

目標も方法も，新人本人が「少し頑張ればできそう」と思えるものであるかどうか，ぜひ確認してみてください。

＊指導者が新人の目標を理解する

新人と目標をともに考えたり，見直す作業をしていくためには，指導者自身が病院や部署で提示されている目標を知り，理解しておくことが必要です。理解をしていないと，目標を新人と共有をすることや，目標到達のための指導方法を考えることも難しくなります。

先輩や管理者に，指導者を任されたら，まず自分が所属している施設や部署の新人の目標や時期，そのために使われているポートフォリオなどのツールも確認したり教えてもらうことからはじめてみましょう。その次に，意味がわからなかったり，理解できないところはないか確認します。もし少しでもわからない，理解できないところがあればそのままにしておかずに，ぜひ

目標についてよく理解している先輩にその目標の意味などをかみ砕いて説明してもらいましょう。指導者である自分が理解できていないと，新人に説明する場面で説明できなくなったり，新人から質問をされたら答えられなくなってしまいます。もし新人と話していてわからないところが出てきたら，そのときに一緒に確認して解決していけばよいですが，毎回「私もよくわからない」だと新人との関係もうまく築けなくなってしまうかもしれませんし，指導者自身も自信をもてないまま指導にあたることになってしまいます。

> 「理解」と「支援」にもとづくOJT実行プラン

📣 **指導者のための実行プラン**

☐ 指導者が目標を理解する
- 指導者が目標を知らないと，新人とともに考えることが難しくなる
- 指導者が目標を知っておくと，指導者自身の自信につながる
- 目標が理解できなければ，先輩や管理者に確認する

☐ 形骸化しない目標にする
- 達成できそう（やればできそう）という気持ちがもてる目標にする
- 段階的な目標設定が大切
- ストレッチ目標を立てる
 →本人が「もう少し頑張ればできそう！」と思えることが大切（自己効力感）
- 「もう少し」が個人によって異なるうえに，指導者の期待とずれることもあるので，話し合いが大切
- 3か月，6か月，9か月…などの評価時期だけにとらわれないで，その人に合わせて"いつまでに"の時期を設定していくと，その人にあわせた段階になる
 →目標が高すぎると，達成できる気持ちにならず，目標が低すぎても，やる気は起きない

☐ 常に，長期目標（1年後や2年後）と短期目標の両方を意識しても

らう
- 短期目標ばかりだと，何のために（最終的なゴール）取り組んでいるのかわからなくなってしまう場合がある

☐ 目標を実現するために，行き着く方法も一緒に考える/共有する
- 目標に行きつくために，<u>具体的な行動</u>として何ができるとよいのかを確認する
- 具体的な行動レベルで考えておくほうが，取り組みやすい
  →結果的に行動に移しやすくなる

👉 管理者のための実行プラン

☐ 施設や部署の目標を整え，見直す
- 施設や部署の目標はほとんどのところでは準備されていますが，あらためて見直してみる
- 作成してからしばらく見直していない，ということはないでしょうか。時代にあわせて目標が適当ではない場合もあるので，適宜見直しをする

☐ 指導者が目標を理解できるようかかわる
- 指導者になったのだから，また指導者も自分が新人のときにこの目標にもとづいて学んできたから理解しているだろう，という思いはひとまずおいておく
- 指導者が理解できているか，声をかけて聞いていく
- 理解できていなかったら，理解できるように丁寧に説明し，安心感を与える

☐ 新人に対する目標の再設定の際には，指導者の支えとなる
- 目標の再設定は，指導者だけでは難しい場合，ノウハウを持ち合わせていないことがあるため，指導者のサポートを行う
- 指導者と新人のみで再設定された場合は，適切かどうか確認し，フィードバックをする
- 目標は再設定してよいものだと説明し，個人の成長を支えるものとして活用してもらえるようにする

6

"わかる"と"できる"の違いを
ふまえて教える

新人の特徴的な姿として，"手順は説明できたが，実際には看護実践ができなかった"，反対に"体は動いていたけれども，理由を尋ねると答えられなかった"ということがあります。教える側が両者の違いを知ることで，かかわりやすくなります。

新人の窓から

①わかっていたけれど，できない

　新人の内山さんは，持続点滴を受けている患者さんを担当しています。学校では，ルートやドレーン類が何も装着されていない患者さんの寝衣交換については講義を聴いて演習を経験し，手際よく確実に行うことができるようになっていました。

　入職後の研修では，臨床でよくある状況を経験するために，点滴を受けている患者さんの寝衣交換の手順を先輩看護師が見せてくれました。そして一度だけ新人同士で練習する機会もありました。先輩が実施している様子を見た内山さんは手順を理解しました。その後，内山さんはこの理解をふまえて，病棟において患者さんに実施する前にも，その日の指導担当の先輩に手順を説明することができました。

　ところが実際に患者さんに寝衣交換をする場面では立ち往生してしまい，「えっと，どうやるんだっけ……」と小さな声でつぶやき，最終的にはスムーズに寝衣交換を行うことができず，患者さんに「今日の着替えはなんだか疲れちゃったね」と言われてしまいました。

> ### 新人の窓から
>
> ②できているけれど，実はわかっていない
> 　別の日，内山さんは血圧が高く安定しないため，医師の指示で降圧薬を貼付している患者を受け持ちました．内山さんは，「血圧をフォローしていきます」と朝のミーティングで発表し，1時間おきに患者の血圧を測定していました．午前中のリーダーへの報告の際，降圧薬で血圧は指示範囲内で安定していることを伝えましたが，その際「そもそもこの患者さん，どうして血圧が安定しないかわかっている？」とリーダーに質問されると「あ…そうですね．よくわかっていません」と答え「こういう患者さんの場合は，1時間おきくらいにバイタル測定をしたほうがいいと先輩に教わったので測っていました」と答えました．

☕ 新人の会話　　見せてもらっただけ，1回経験しただけでは"できない"

内山　働き始めると，今までやったことのない経験をたくさんするよね．学校の講義や病院の研修で教えてもらったときには，"できそう"という気分になるんだけど，いざやろうとするとできないの

江藤　そうだよね．まごまごしちゃう

内山　最近よくあるのが，先輩に口では説明できるんだけど，いざやろうとするとできないの．頭ではわかっているの．でも手と身体が動かないんだよね．緊張してるからという理由だけじゃないと思うんだ

江藤　それすごいわかる！　例えば，病棟でいきなり「じゃ，採血やって」と言われると困る．集合教育では確かにやった．でも，健康で若い人のよく見える血管やシミュレータでやっただけ．それでも先輩は「研修でやったからできるよね．私が見ててあげるから大丈夫．やってごらん」って言うよね

内山　そんなときってたいてい"できない"から，終わったあとは落ち込んじゃう……

新人の理解を深める

　内山さんは入職時に比べると，日勤帯の1日の流れはわかってきたそうです。そして学生時代の実習とは違い，自分が実際に行ってもよい内容が増えて嬉しかったと言います。しかし，それに伴う「責任の重さも実感」しています。

　最近は，患者さんに「点滴変えるの遅いわね」「あなた新人さん？」などと言われると，「微妙な気持ちになる」し，「やっぱり看護師に向いてないかも，と思ったりして気持ちが重くなる」そうです。「実践ができない，思うように体が動かない」から「看護師に向いていない」と思うとのことです。

　研修や学生時代の学びに意味がないとは感じていないようです。しかし，「頭でわかっていることと，実際にやるって違うんだなって感じます」と話したように，ある行為を行うための方法などの知識はもっているものの，行動が伴わないそうです。

　内山さんは，先輩が丁寧に教えてくれようとしていることを感じ取り，「ありがたい気持ち」をもっています。しかし，「1回見せてくれて，1回だけは一緒に来てくれた。でもそのあと『あとは1人でできるよね』って言われることが多い」こと，「1回しかできてないのに『もう大丈夫だね，できるよね』と言われても，できない可能性も高い」，また「本当にこれが"できている"ことになるのかよくわからない」と，不安そうな表情で語りました。早くできるようになりたいという気持ちはあるものの「練習する機会もないし，できるようにならない」というもどかしい思いももっています。また，「就職してしばらくたっているので，"それをやるの初めてです"って言いづらいときもある」と，気持ちのうえでは自立していきたいという思いがあるにもかかわらず，実践が伴わないことに葛藤を抱えていました。

"わかる"と"できる"の特徴を知り，かかわる

＊"わかる"の特徴とかかわり

　"わかる"とは，知識的な側面（知識体系）であり，主観的でもあるため，原則的には「わかっているかいないのか，その人しかわからない」という特徴があります。この特徴を理解することが，指導する際のポイントです。

　近くにいる人の姿や目をじっと見てみてください。皆さんは，その人が何を知っているか，わかっているか，何を考えているかわかりますか？　新人に尋ねることなく「わかったような表情をしているからわかっているだろう」「わかっていないような表情をしているから，わかっていないに違いない」と捉えることは，新人の置かれている状況を十分把握することにはつながらないとおわかりいただけるでしょうか。

　"わかる"については，「ある人が外からの情報や内容を，自分なりに何らかの形で，自分の中に取り込むこと」[1]「外部から入ってくる情報を取捨選択し，変形し，操作を加えたあげく，なんらかの形になったところで"わかった"という実感をいだくものである」[2]「『わかる』というのは，生物の『消化』に似たところがあって，人間がいままでに所持している『観念体系』の中に，外の物が入りこみ，体系の一部として，そのところを得ること」[3]などと説明されています。

　前述したように「その人しかわからない」ことなので，教える側が「わかっているだろう」と思うことは，期待であり，推測にすぎません。また「説明できないこと」は，「知識はもっているが（知っている），十分にわかっていない」と捉えることができます。したがって，新人が「わかっているのか，わかっていないのか」を教える側が正しく捉え，指導につなげるためには，新人がもっている知識や考えを外に引き出し，客観的に捉えることができるようなかかわりとして，本人に問うなどのアプローチが必要です。

　さらに新人は「何がわからないのかがわからない」という傾向ももち合わせています。わからないことがわかり，他者に説明ができるのは，何か物事を捉える際に必要な知識の全容がわかっており，そのうえで自分のもち合わ

せている知識と照らし合わせ，まだ十分ではない点を認識できているからです。そのため，働くうえで，ある患者を看るために必要となる知識などの全容がまだ十分理解できていない可能性のある新人に，「わからないことはないか」と聞いても，「大丈夫です」や「ありません」という反応として返ってくることがあります。

＊"できる"の特徴とかかわり

　"できる"とは，技能的な側面（技能体系）であり，客観的なものです。行っている人自身だけではなく，他者がその行動を見て把握・評価できる，という特徴をもちます。「"できる"とは，あくまでも技能レベルのことである」という点が指導の際のポイントになります。

　つまり，「技能面で自分なりに，自分の中に取り込むこと」であり，行為によって表れるものです。技能は個人の中にあるカンやコツという要素を含み，言葉ではなく模倣によって伝達されていきます。

＊"わかる"と"できる"の違い

　事例でお示ししたように，わかっているからできるとは限りません。できるようになるためには，大事なことがあります。皆さんが自転車に乗れるようになったときや，血圧測定ができるようになったときのことを思い出してください。たった一度の練習でできるようになったでしょうか？　おそらく"NO"だと思います。看護実践も同じです。自分ができるようになると，どうしてもこのことを忘れがちで「1回見たからできる，1回やったことがあるからできる」と期待を込めて考えてしまいがちですが，体でわかる（できる）ためには，練習の機会をもつことや，訓練が欠かせません。また，技能は身体レベルのことなので，個人差があります。5回経験したらできる人，10回経験してできるようになる人とさまざまです。

　また評価を行う際のポイントがあります。"できる"は，客観的なものですから，実際に体を使って実践してもらうことで，できるか否かを評価します。「できますか？」と尋ねて「はい」と新人が答えたとしても，本当にできているかどうかは，目で見てみないと把握できないものです。

＊できていれば，わからなくてもよいのか

　臨床現場では「できる」ようになることが求められます。
　では，できるようになれば，その根拠や理屈はわかっていなくてもよいのでしょうか？　それは違います。わかっていなければ，本当の意味で必要な看護実践をしていることにつながらず，さらには応用がききません。患者や状況が変わるとできなくなる，または失敗する可能性が非常に高くなりインシデントやアクシデントにつながります。ですから，わかっていてできることはとても大事なことです。できていると思った新人が，驚くようなミスをしてしまったときなど，よく話を聞いてみると理由や根拠，またどうしてこの現象が生じているのかわかっていなかった，ということも少なからずあるのではないでしょうか。
　また人間にとって，わからないという状態は基本的に"不安定"な状態ですから，わかることによって，その不安定さを解消しようとします。したがって「わからないことをわかりたい」という欲求はもっています。こういう新人に出会ったときは「わかっているかどうか」を確認してください。
　しかし必ずしも"わかること"が先立つ必要もありません。最初は先輩のやり方を見てまねる（まなぶの語源はまねるといわれます）ことからできるようになってもかまいません。実践現場ではこのようなケースは多いでしょう。もちろん，表面上できているだけかもしれませんので，根拠（わかること）が伴っているかどうかは不明です。だからこそ，先輩が行う意味や意図，理由を伝えること，新人自身がその理由を自ら学ぶことが必要です。

OJTの実行につなげるために

＊できるようになるための環境づくり

　内山さんや江藤さんが，「研修でやったからできるわけではない」「1回見たからできるとは限らない」と言ったように，研修の講義で学んだことは知識レベルでわかる，一度体験したという段階です。

教える側は「1回経験したら，もしくは1回見たらできてほしい」という思いを抱くでしょう。しかし，少ない回数の経験，ましてや見ただけでは，身体がわかるイコールできるようにはなりません。できるようになってもらうためには，何度も練習する機会を提供することが大切です。できるようになってほしいのに，練習の機会がない，実践の機会がない，シミュレーターなどは指導者がいないと使えない，という環境ではありませんか？

＊ 根拠や理由を尋ねることを躊躇しない

　新人に根拠や理由を尋ねることをためらわないでください。指導者の皆さんは，毎回聞いたら新人に嫌がられるかもしれない，と思い「手順を説明してください」「なぜそうしたの？」と聞くことを躊躇していないでしょうか。また，忙しい業務の中で，新人に1つひとつ「その根拠は？」と聞く時間がない，と思っている方もいるかもしれません。

　皆さんの質問によって新人自身も，「ここは大事な点なのだ」と改めて知り，その点について「自分はわかっていなかった」「ここはわかっている必要がある」と実感し，大事なポイントを獲得していくことができます。

　根拠や理由を問われることは，新人にとって緊張を伴うものですが，「考えていることを教えてもらうことで，指導につなげたい」と一言加えれば，新人にも指導者の意図は伝わるのではないでしょうか。

「理解」と「支援」にもとづくOJT実行プラン

☛ **指導者のための実行プラン**

☐ 指導者の心の準備
- 「どのようにやるか説明してください」「わかっていることは何ですか？」と聞いたとき，自分が想定していた回答と違っても頭ごなしに否定しない
  → 「わかり方」は人それぞれで，間違った説明だとしてもその人の現状として受け止め，修正していけばよい
- 問いに対して，すらすらと答えが出てくるときだけではなく，回

答に時間がかかる場合があることを理解しておく
　　→逼迫（ひっぱく）した状況では，かえって緊張して説明できなくなる可能性があるため，できるだけ時間を確保する
- [ ] 新人に対する言葉のかけ方を変えてみる
  - 「わからないことある？　大丈夫？」から「わかっていることは何？」に
    →わかっていないこと，知らないことは言語化できない。指導者が期待することが言語化されなければ，説明を加えたり，「ここはどのように考えていますか？」と具体的に尋ねてみる
  - 「1回見たからできますね」から「1回見てもらったけれど，何がわかった？」に
    →見ただけではできるようにはならない。そのときに知ったこと，わかったことを確認しながら進める
  - 「この前やったようだから，もう1人でできますね」から「この前やったようだけれど，今回はできそうですか？」に
    →できなそうだとしたら，どこに自信がないのか尋ねて，教えるポイントを探る
- [ ] 実践機会を確保し，その結果をフィードバックする
  - 少数回の実践経験ではできるようにはならないため，練習の機会を確保する。院内のシミュレータや模型はいつ，どう使えるか，教える側も把握しておく
  - できているか，できていないのか，新人は十分に自己評価できないため，できていたところ，できていなかったところの両方のフィードバックを行う。できているところも積極的にフィードバックする。そのことと，できていないことがわかると取り組むべき課題が明確になり，練習にも前向きにのぞめる
  - "できる"ことは身体技能であるため，個人差があることを教える側が理解する
  - 技術などの行為に関する他者評価は，改善に向けて先輩がモデルとなる行為を示し，ともに確認しながら，評価する

- ☐ 評価，把握の仕方を工夫する
  - 口頭で説明できた（わかっている）からできるはずとは思わず，実践場面を見て評価する
  - できているからわかっているはずとは思わず，その根拠や理由を尋ねて評価することを恐れない

📣 管理者のための実行プラン

- ☐ 新人がシミュレーターや物品を使って練習できる環境を整える
  - 必要な物品の準備や，予算の確保をする
  - 施設内では難しい場合の方略を検討する
- ☐ 部署や施設で使うことができる物品や場所を，新人や指導者にも伝える
  - 当事者が知ることで，自己学習の機会を確保できる
  - 物品があまり使用されていないとしたら，その理由を知り，改善につなげる

［文献］
1) 奥田真丈，河野重雄監修：現代学校教育大事典．ぎょうせい，1993．
2) 佐伯胖：序章 "わかること" の心理学　認知心理学講座 3 推論と理解．東大出版会，1982．
3) 波多野完治：授業の心理学．小学館，47-50，1987．

❼ 日々の実践の評価を通して新人の力を伸ばす

「評価」は難しいというイメージがあるかもしれませんが，日々皆さんが新人をどのように捉え，どのように指導しようかを考えたり，捉えたことを新人にフィードバックすることそのものも評価です。こうしたフィードバックは新人が力を伸ばしていくためには不可欠です。

新人の窓から

日勤の1日の流れがだいぶわかってきた，ある日の大崎さんです。

今日はいつもよりそわそわした様子で，表情にも落ち着きがありません。理由を尋ねてみると「今日は，フォローアップ会があるので，日勤終了時間には業務を終わらせないといけません。また，先輩も会に参加するので緊張しているんです」とのことでした。フォローアップ会があるため，この日は1年目の看護師が勢ぞろいして勤務しています。

そんな大崎さんは，同期の加藤さんが働いている様子を見て「加藤さん，すごいんですよ，なんでもできちゃう。私なんか全然できるようにならなくって，同期の中では一番できない子なんです（笑）。いつも先輩にはできていないことばっかり注意されちゃうし」と自分が同期の中では一番できないと思っていること，同期の他のメンバーはとてもできているように見えることを，電子カルテ用のパソコンカートを押して廊下を歩きながらそっと教えてくれました。

☕ 新人の会話　自分のことは一番わからないし，他の同期が輝いてみえる

大崎　最近，加藤さんがてきぱきと仕事してるのとか，ナースコールが鳴って患者さんのところに早足で行くのを見かけると"あ〜すごいな〜，キラキラしている"って感じるの

加藤　え？　私も大崎さんのこと見て，そう思っていたけど?!
大崎　そうなの？　私なんて，自分だけがいつまでたってもできないって思ってるんだ
加藤　私もそうだよ。できないところは先輩に指摘されるから，できないところばっかりわかってきて"できない自分"を感じるね
大崎　そうだよね。"あれもできない，これもできていない"と思ってしまうんだけど，できているところとか，できるようになったところは実はよくわからないから，自分の状況がよく見えないんだよね。"仕事どう？"って聞かれても"どうかって，これでいいかわからないから，わかりません"って感じ
加藤　そうそう。それに，同期のできることばっかり見えちゃって，自分がますますできていないように思ってしまうの

指導者の気持ち

　一方，実地指導者の山下さんはどのような気持ちを抱えているでしょうか。「私から見ると，大崎さんはずいぶん成長したと思うんです」と成長は感じているようですが，「他の先輩たちが，"大崎さんはまだできてないよね"って言うんです」と自分の評価と先輩の評価が違うことに違和感を抱いています。他の先輩は大崎さんのことを，「患者さんへの物の言い方が冷たい」と評価しているそうですが，山下さんは大崎さんが患者さんとかかわる様子を見てもそのようには感じておらず，「いったいどうしたらいいんでしょう」と途方に暮れた表情で語りました。
　こうしたこともあり，「フォローアップ会で，大崎さんが患者さんとのかかわりを話してくれた後も"ここがよかったよ"と自信をもってフィードバックできなかったんです」と話しました。そして，「いろいろな評価があってもいいと思うんですけど，先輩も，問題だなと思う場面を見たら，陰で言わずにそのときに大崎さんに伝えてくれたらいいのに，って思うんです」とやるせない気持ちを吐露しました。

新人の理解を深める

「いつまでたってもできない」と思っている大崎さんにフォローアップ会の感想を尋ねてみると，「プリセプター，チームリーダー，師長，係長が参加してくれて緊張したけど，とてもありがたかった」そうです。

会の内容を尋ねてみると，1年目看護師の1人ひとりが，前回のフォローアップ会が終わってから印象に残った患者との体験と，今後の課題を話したそうです。「時間がなかったので1人ひとりに対する先輩からのフィードバックはありませんでしたが，最後に全体に向けての言葉がありました。だけど，自分が言った今後にむけての課題が適切な課題だったのかは，よくわからないですね」と語りました。

また，「技術のチェックリストは，自分が評価したあとにプリセプターさんがチェックしてくれるので，"経験したかどうか"はわかるんですけど，"できるようになっているのかどうか"はよくわからないから，次のフォローアップ会までどんなふうに課題に取り組んでいけばいいのかよくわからないんです」とも語りました。チェックリストは経験録としての意味はあるものの，到達目標に自分が到達しているのかどうかがよく見えてきていないということでしょう。

そして「注意もされるから，できていないのだと思います。できない自分にばかり直面して，このままで平気なのかな」と不安になるそうです。

評価の意義と種類を理解して，日々の活動と結びつける

* 教育のプロセスにおける評価の種類と意義を知る

評価は「教育目標実現をめざして行われる教育活動全般にかかわる情報収集・整理の活動であり，それによってそれまでの教育活動を見直し，新たな教育活動の方向性を導き，決定していく手続きである」[1]と定義されています。この定義からわかるように，これまでの教える・学ぶ活動がどうだった

のかよりも，むしろそれをふまえて，次の教える・学ぶという活動につなげることが大事です。

　皆さんの中には，これまで受けてきた教育の経験をもとに「評価＝試験」というように，何かが終わった終着地点で行うものであると，捉えている方もいるかもしれません。しかし，教育のプロセスから見ると評価には，「診断的評価」「形成的評価」「総括的評価」という段階があり，教える・学ぶプロセスすべてにかかわるものです。

＊診断的評価，形成的評価，総括的評価（表2）

　診断的評価は，「学習を効果的に進めるために，実際の指導に先立って行われる学習者の現状，実態を診断し，最適の指導方法を準備するために行われる評価」のことです。

　例えば入職したときの新人の教育背景，学校での経験，今もっている知識や技術，どのようなことを学ぶ必要があると捉えているかなどを評価し，個々に合わせた学習内容や進め方に結びつけるために実施します。

　形成的評価は「学習活動中において，その活動を最も効果的にするために，学生の学習を援助し，修正を加え，下位目標の達成状況を把握し，学習の継続を図る評価」のことです。つまり，今の取り組み状況や成果はどうだろうか，6か月目の到達目標を達成するための課題や，すでに成果が出ているところを明らかにする活動です。そして「目標を達成するためには，今の教え方，学び方で達成できそうか」を見きわめ，教え方や学び方を変えて，より目標達成をしやすくする大切な活動です。

　形成的評価は学習過程においてはとても大切なものですが，評価している側もされる側も"評価"と捉えずに行っている場合が多いといえます。

　総括的評価は，「学習活動の結果，どれだけ理解が深まり知識が定着したかを把握するための評価」であり，いわゆるテストやチェックリストなどを用いて到達度を見るものです。

　このように考えると，最初（診断的評価）と最後（総括的評価）だけではなく，むしろ目標に向かって取り組んでいる過程で行われる形成的評価が，目標達成のためには重要な位置づけにあることがおわかりいただけるでしょ

表2 診断的評価，形成的評価，総括的評価

	診断的評価	形成的評価	総括的評価
どのような評価か	最適な指導方法を準備するために行われる評価 ⇒学習を効果的に進めるために，実際の指導に先立って行われる学習者の現状，実態を診断する	学習の継続を図る評価 ⇒学習活動中において，その活動を最も効果的にするために，学生の学習を援助し，修正を加え，下位目標の達成状況を把握する	結果を把握する評価 ⇒学習活動の結果，どれだけ理解が深まり知識が定着したか
何をみるか	・入職したときの教育背景 ・学校での経験 ・今もっている知識や技術 ・どのようなことを学ぶ必要があると捉えているか	・今の取り組み状況や成果はどうか ・6か月目の到達目標を達成するための課題	・いわゆるテストやチェックリストによる到達度
目的	個々に合わせた学習内容や進め方に結びつける	より目標達成をしやすくする	結果に対して達成度を測る

⇒最初（診断的評価）と最後（総括的評価）だけではなく，目標に向かって取り組んでいる過程で行われる形成的評価が目標達成のためには重要な位置づけである。

うか。

また，テストやチェックリストなどの形式にとらわれなくても，日々の新人の様子を観察し把握することも，立派な評価活動になるのです。

OJTの実行につなげるために

＊新人のこれまでの経験を知り，教える活動に活かす

何をどのように教えることが効果的か，常にそれを考えながら指導にあたりますが，例えば術前後の看護について指導するとき「新人Aさんは，私が教えたいと考えている術前後の看護について，何を知っており，学生時代も含めてこれまでにどのような経験があるのか」がわからないと，適切な教える活動にはつながりづらいでしょう。

例えば，Aさんがすでに学生時代に経験をし，知識も多くもっているとしたら，この施設や部署の特性に合わせた説明や理解が必要かもしれません。しかし，Aさんにはそのような経験がなく，知識としても曖昧であった場合には，知識を補完するような学びを支援するところから始める必要があるで

しょう。このように，その人のこれまでの経験やもっている知識を紐解き，教える活動に活かすかかわりは，個別に合わせた指導計画や指導方法を考えることにつながり，新人個々人の力を伸ばすかかわりとなります。

＊よいところもフィードバックする

　皆さんは，新人に何かフィードバックするときに，「できていなかったこと」に焦点を当てていないでしょうか。新人の体験が学びの資源になることから考えると，こうしたチャンスを逃さずにかかわることにはとても意味があります。そして，もう1つ大事なことがあります。それは，「できていたこともフィードバックする」ことです。医療現場ではできなかったことに注目する傾向が強かったり，できて当たり前とする習慣が少なからずあります。しかし，「できたこと」もとても大切な学びの資源なのです。

　できているところをフィードバックされると，自分ができていることがわかることにつながります。新人も自分の置かれている状況，3か月目，6か月目，1年で到達することが求められている目標と，今の自分を照らし合わせて，ここはできているのか，あるいは取り組むべき課題なのかをより明確にすることができます。

　一般的に，自分の成果に対するフィードバックがないと，どこがよかったのか悪かったのか，次にその課題に取り組むときどのような準備をして取り組めばよいのかがわからず，以前よりも成果が出にくくなることが明らかにされています[2]。皆さんも，「次はこれに取り組んでね」と新人に指示を出すことは日々あるでしょう。しかし，取り組み自体を先輩の目から見てどう評価したのか，伝えていないということはありませんか？　皆さんが把握した成果，評価結果をぜひ言葉にしてフィードバックしてください。心の中で「よしよし，前よりできるようになっている」と思っていても，相手にはしっかり伝わらず，「これでいいのかどうかわからない」というように，新人の不安はますますかき立てられます。

　言葉にして皆さんが評価した結果を伝えることが大事です。よい評価をフィードバックされることは，新人にとって意欲（やる気）にもつながります。

＊結果のみに固執しない

　時期による到達目標が明示されていると，どうしても「できた」「できない」という結果に固執しがちですが，もう1つ大事なことがあります。

　それは，結果が伴っていなくても「どのような取り組みや努力をしてきたのか」というプロセスを評価することです。これは，総括的評価のように学習の結果のみを評価対象とするのではなく，学習のプロセス自体をともに評価していくかかわりです。できていないことに対しては「どのようにその課題に取り組んでいこうと考えているか」「こんなふうに取り組んでみてはどうか」という次の学習活動につながる道筋を一緒に考えることになりますし，その人自身の学び方の特徴を捉えることにもなり，より個別にあわせた指導や刺激の仕方を考えていくことができるようになります。

　次の項では，評価の続きとして「自己評価と他者評価」に焦点を当てます。

> 「理解」と「支援」にもとづく OJT 実行プラン

☞ **指導者のための実行プラン**
- ☐ 評価を効果的に行うために準備する
  - ● 到達目標を新人と指導者が共通理解し，評価にのぞむ
    - →目標自体がずれていると評価もずれる可能性が高い
    - →目標は一度共有したら終わりではなく，目標を見失ったときや時期ごとにたびたび確認していく
- ☐ 評価は「最後に行う」特別なものでなく，日々の活動に散りばめられていることを理解する
  - ● 到達目標がある時点で，新人と出会ったときにはすでに評価は始まっている
  - ● 1か月目，3か月目，6か月目……という時期ごとの評価だけが評価ではなく，日々の新人の状況や取り組みを評価することが，目標達成につながる
  - ● 目標達成のためにどのような取り組みをしたのか，そのプロセス

- もともに評価して次の取り組みにつなげる
- ☐ 評価を伝えるのは，プリセプターでなくてもよい
  - ● 機会教育として，Here and Now（いまここで）の他者評価を活用する
    - →あとで言われても新人は「何を指摘されているのか」「なぜ，時間が経った今言われるのか」納得できないことが多い。したがって，プリセプターだけに委ねるのではなく，周りのスタッフも気づいた時点で新人に伝える
    - →その現場を見ていないプリセプターは，具体的な指導につなげにくいうえ，プリセプター自身が他の人と同じように新人を評価しているとは限らない
    - →指導上の共有が必要な場合は，指導者同士が連絡しあい，カバーする
- ☐ 指導者として「よい」と評価したことも「言葉にして」フィードバックする
  - ●「できていない」ことだけでなく，「できていたこと」もフィードバックし，新人がおかれている状況を理解するとともに，新人のやる気を高める
    - →褒めることを躊躇せず，言葉にして伝える。思っているだけでは先輩の思いは伝わりづらい

☛ 管理者のための実行プラン

- ☐ フォーマルな評価の場を「安全な場」にする
  - ● 脅かされると感じる雰囲気の場では，適切なフィードバックをしたり，自己評価について発言することが難しくなる
  - ● 若手の指導者であればあるほど，場の雰囲気を変えていくことは難しくなるため，管理者の力が必要になる
- ☐ 評価に関する負担が実地指導者，もしくは一部の人に偏ってかかっていないか確認する
  - ● 交替勤務をしていると，必ずしも固定した人が評価できるとは限

らないため，新人の実践を見た人は評価者であるということをスタッフが理解できるように説明する
  - そのときその場のフィードバックの必要性をスタッフに理解してもらい，実行できるような職場風土を形成する
- ☐ 指導者にも指導に関するフィードバックを行う
  - 適切なフィードバックを受けることで，その人自身が他者にも実践していくことが可能になっていく

[文献]
1) 梶田叡一：教育評価　第2版．有斐閣，1992．
2) 辰野千尋：学習意欲を高める12の方法．図書文化，2009．

8 自己評価と他者評価を効果的に活用する

新人指導では，ほぼ必ずといってよいほど，自己評価と他者評価が併用されますが，「自己評価が適切にできない新人がいて困る」ことも少なくありません。
評価を次の「教える・学ぶ」につなげるために，
自己評価・他者評価を効果的に活用する方法を考えます。

新人の窓から

　ある日，加藤さんと一緒に勤務をしていた先輩は，加藤さんから唐突に，「私って自己評価が高すぎるんでしょうか？」と尋ねられました。
　先輩がどうしてそう思うのかを尋ねてみると「最近，1人でやることも少しずつ増えてきたんですけど，ほかの先輩に"まだ1人でできないことも，1人でやろうとしてしまうときがあるから注意してね"と言われることがあって。私は"できる"と思っているんですけど，その方からは"少し自己評価が高いんだね"と言われることもあって……」と，先輩と自分の評価がずれていることを気にかけているようでした。

☕ 新人の会話　自分と先輩の評価が違うけれど，どうしたらいいかわからない

加藤　私，この前も先輩に「少し自己評価が高い」って言われたんだけど，木村さん言われたことない？

木村　あるある。私は，フォローアップ会の前に，技術のチェックリストを自分でつけたときに，先輩に言われたよ。「これじゃ，自己評価が高すぎるよね」って。確かに，先輩がつけてくれた評価と比べたら私のほうが高くつけている項目が多かったの

加藤　「自己評価してから出してね」と言われたから自分が思った通りにつけたのに，"高い"って言われると，どうしたらいいのかわからなくなっ

ちゃうね。いったい自己評価って何のためにやらされているんだろう？
木村 そうなの。だから，6か月のフォローアップ会の前のチェックリストの自己評価は，自分が思っているより低くつけようと思って。そうしたら先輩に"高い"って言われなくて済むでしょ？
加藤 そうだね。私も普段の仕事のとき，できると思ってることも「まだできません」って言ってみようかな。でもそれだと「そろそろ1人でできるようになってもらわないとね」って言われそうだし，なんか難しいなぁ

新人の理解を深める

　加藤さんは，「自己評価が高いって言われているのは，私だけじゃないことがわかって少し安心した」と言ったのもつかの間，「でもなんで自己評価なのに"高い"と一方的に先輩から言われるのか，納得できないところもあります」と話しました。先輩がどうして"高い""低い"と思うのか，その根拠は「特に教えてもらったことはない」とのことです。「どうして私の評価が先輩の考えている評価と違うと思うのか，教えてもらえると少しは納得できると思うんです」とのことです。そして，「木村さんが言うように，先輩が望むような低い自己評価をすれば，きっと先輩は納得してくれるんだと思います。私の評価は事実と違うというのであれば自己評価はなしにして，最初から先輩が評価してくれたらいいと思うんです」と，自己評価に対して意味を感じられないばかりか，自己評価の目的が先輩を納得させることにすり替わってしまいました。

自己評価と他者評価をうまく活用して，新人を育てる

＊より幅広い視点で自己評価できるように他者評価を活用する

　評価には，自己評価（自分で自分を評価する），他者評価（評価主体者が自分以外の他者を評価する），相互評価（同じ立場にある者同士が評価し合

う）があります。

　評価は教える側が学ぶ側を評価するだけのものではありません。今回の事例で紹介したように、自分で自分の状況や取り組みを評価することもありますし、教える側が学ぶ側から評価されることもあります。

　いずれにしても、新人の評価を考えた場合、他者評価が充実している新人の期間に自己評価できる力をつけていくことが大切です。新人の時期が過ぎて他者評価を受ける機会が少なくなったとき、"自分の状況がわからない"と悩み嘆く若手看護師に育成するよりも、また専門職として自己教育力を高めていくためにも、先輩の評価に右往左往し一喜一憂する新人ではなく、自尊心を高めながら自分で自分のことを評価できるちからをもった新人を育てたいと思います。そのためにも、他者評価が多く取り入れられている新人の時期に自己評価のちからをつけられるかかわりをすることこそが、意味をもちます。

　それは、自己評価できることによって、自分の今の状況を把握し、次に向けて努力をしたり新たな目標を設定することが可能になるためです。次への目標設定や行動を考えていく際に、適切な評価ができていることが大切ですが、その適切さを身につけていくためには他者評価が欠かせません。

　他者評価と自己評価にはズレが生じることがあるかもしれませんが、指導者が納得できる自己評価を新人がしてくれればそれでよいわけではなく、次の「教える・学ぶ」という活動につながることが必要になります。

★他者評価と自己評価がズレる理由

　同じ項目や目標を見ていても、教える側と学ぶ側の捉え方が違うことで、評価結果にズレが生じることもあるでしょう。これが自己評価と他者評価がズレる理由の1つです。お互いが同じように目標を捉えているか、行動レベルではどこまで達成したら「できた」ことになるのかを、評価をする前にすりあわせておくことが大切です。

　ところが、事例で新人が先輩に「自己評価が高すぎる」と言われてどうしたらよいか困っているように、自己評価と他者評価の間にはズレが起きやすいのも事実です。ここに自己評価を活用する難しさが潜んでいるともいえま

す。皆さんの中にも「自己評価が高すぎる（低すぎる）新人がいて困る」という経験のある方がいるのではないでしょうか。

では、"自己評価が高すぎて困る"のは、目標の捉え違いによって起こる以外の理由としては、どのようなものがあるでしょうか。

一般的に自分が有能であると考えたほうが自尊心（自己を価値のある存在であると思う心情）を保つことができるため、自己評価は高くなりがちです。自分が努力をしたことに対して、その結果を低く自己評価すると、自分の能力が低いため起きた結果であると捉えることになり、自尊心を低めることにもつながります。一方、他者から低く評価された場合は、むしろその評価者にバイアスがあると非難するような、自己防衛的な態度に出やすくなります[1]。新人は特にできないことが多いと感じている場合が多いため、その時点ですでに自尊心は低くなっているでしょう。そこに改めて、できない自分を認識せざるをえない評価の機会がやってくると、自尊心が特に低くなっている人は「できる自分」を見せることによって自分を保とうとしているのかもしれません。

一方、自己評価が低くなる新人の場合は「どこまでできたことができたことになるのか」よくわからないまま評価をしていたり、高すぎる目標設定をしている場合が少なくありません。

OJTの実行につなげるために

＊自己評価のメリット・デメリットを知る

自己評価は、他者評価に比べて自己効力感（self-efficacy）や自己有能感（self-competence）を生み出し、自己学習の力を伸ばすとされ、学習者に自己評価をしてもらうことは、学習意欲の向上や、主体的な学習という点から意味がある評価活動になります。目標に照らし合わせて自分の到達度や課題を自分自身で考えるので、自分の問題として考えられ、納得もしやすいというメリットがあります。そのため、自分で自分を成長させていくための、効果的なツールとなります。

デメリットとしては，先にも述べたように，過大評価や過小評価が起きるということです。過大評価，過小評価が起きる理由には，自尊心以外に，評価の基準が自分の中にあることもあげられます。人はそれぞれ，学習に対してどの程度のことを期待し要求しているかという要求水準が異なります。そのため，同じ結果が出ても要求水準の高い人は自己評価が低くなるでしょうし，反対に要求水準の低い人は自己評価が高くなる可能性があります。例えば，80点という同じ結果でも，要求水準の高い人（100点を要求する人）は低いと自己評価しますが，要求水準の低い人（60点を要求する）は，高いと自己評価します。このように同じ数字でもそれぞれで捉え方は変わってくるのです。

　自己評価のこうした特徴を，現場ではどのように活かせばよいでしょうか。特に新人の場合には"他者評価を取り入れて，適切な時期に突き合わせをする"ことで，自己評価の適切性を知ることになり，自己評価を実施するちからがついていきます。こうした理由から，他者評価を併用しているわけですが，指導者がそれを理解していることが大切です。

　また，自己評価をする意味が理解できていないと，適当な評価になったり"やらされ感"が強くなったりします。加藤さんが「何のためにやらされているんだろう」と語ったように，何のために自己評価をしてもらうのか，学習（教育・指導）活動にいつ，どのように活かされるのかという，自己評価をする意義が新人に伝わらないと，適切な自己評価にも，次の学習活動にも結びつかないものとなってしまいます。したがって，自己評価のねらいや意図を伝えて理解してもらうことで，より自己評価のメリットを活かすことができるようになります。

＊自己評価と他者評価がズレても，恐れず伝え対話する

　皆さん自身，「評価をする/される」ことに対しては，「次に向けて頑張ろう」「頑張った甲斐があった」といったプラスの感情が湧くことがある一方で，「頑張ってもダメなんだ」「どうしてもっと自分は頑張れなかったんだろう」などマイナスの感情を抱くこともあるでしょう。

　このように評価という行為は，さまざまな感情を惹起します。こうしたこ

> ### フィードバック5つの原則
> 原則① フィードバックは特定の状況・現象について正確に行うこと
> 原則② 技術などを実施する際の行為への評価については，言葉でフィードバックするとともに，視覚的にフィードバックすること
> 原則③ 行為の直後にフィードバックすること
> 原則④ よいところもフィードバックしてその行為を強化すること
> 原則⑤ 対話をもとにしたフィードバックを行うこと

とが，「評価を行うことや，その結果を伝えることは難しい」と感じさせる1つの原因ではないかと思います。

特に，先輩の目から見て，「そのやり方ではまだできているとはいえない」というように，主観的な判断が入る場合には，「あの先輩は厳しいから苦手」「あの先輩は優しいから好き」というように，学ぶ主体である新人の先輩に対する気持ちや態度に少なからず影響します。先輩にも「新人に嫌がられてしまうから，厳しい評価を伝えるのはやめよう」といった感情が起こる一方，指導者として「甘い評価をしても育たない」という思いもあることでしょう。

ここは，指導者という役割を認識し，伝える内容を工夫しながら，恐れずに皆さんの考えを新人に伝え，新人の考えと擦り合わせてみましょう。

こうした対話によって，新人も先輩が自分に何を望んでいるのかを知り，先輩にとっても新人を知る手がかりになっていきます。

＊フィードバックの5つの原則

自己評価には過大評価，過小評価が起こる可能性がありますが，新人の評価をみて「それは低すぎる，高すぎる」と指摘するだけではあまり意味がありません。他者評価を効果的にするためには，現在の行為をどのように改善するとよいかを具体的にフィードバックすることが必要です。フィードバックについて，文献で示されている5つの原則をもとに考えます[2]。

①フィードバックは特定の状況・現象について正確に行うこと。

例えば「もっとアセスメントをしっかりできるようにする必要がある」だ

けでは，新人は何をどのように改善し，学習したらよいかわかりません。例えば「この部分の知識・判断・技術がまだ十分ではないようだ」と事実をもとにして伝えることが重要です。

　②技術などを実施する際の行為への評価については，言葉でフィードバックするとともに，視覚的にフィードバックすること。

　どのような行為が正しいのか頭で理解したうえで，視覚的に捉えられるか否かによって，その後に実施する行為に違いが出てきます。

　③行為の直後にフィードバックすること。

　即時のフィードバックは，効果的な教育・指導のための中核的な原則です。時間が経ってからでは，お互いの記憶は薄れてしまい，①で述べた正確な確認が難しくなります。

　④よいところもフィードバックしてその行為を強化すること。

　評価はできていなかったところを振り返ることが中心になりがちですが，よかったところを積極的にフィードバックすることで，その行為は強化され，次も同じようにできる可能性が高くなります。

　⑤対話をもとにしたフィードバックを行うこと。

　他者評価をした皆さんから見ると自己評価が「高すぎる」「低すぎる」ことになりがちなのですが，「どうしてこのような自己評価にしたのか」という評価の根拠を尋ね，そのあとに，皆さんの評価の根拠も伝えてください。「できてないね」「できているね」だけではなく，どうしてそう考えたのか，という双方の根拠を建設的に話し合うことが，次の目標に向かっていく手立てとなります。そして，対話によってお互いの評価が歩み寄り，ズレが少しずつ解きほぐされていきます。

> 「理解」と「支援」にもとづく OJT 実行プラン

☛ **指導者のための実行プラン**

☐ 評価をする際の心の準備
　● できるようになるために，どのような努力をしてきたのかも聞くと，新人の学び方を指導者が知ることにもつながる

- 自己評価と他者評価はズレる可能性があると認識する
  - →指導者である自分が戸惑わないためにも，ズレが生じる可能性を知っておく
  - →自己評価と他者評価は，絶対に一緒であることが必要と思わない
  - →お互いの考えや指導上の目標をともに理解し合い，次の「学び・指導」に結びつく有効なOJTにつながる活動であることを知る
- ☐ 自己評価に対する他者評価のフィードバックの仕方を工夫する
  - 新人の自己評価に疑問を抱いても，頭ごなしに，また反射的に「高すぎる」「低すぎる」「それは違う」と言ってしまわないよう心掛ける
  - なぜ，そのような自己評価をしたのかを尋ねる。具体的な場面や状況を共有していく
  - 自己評価の理由を踏まえ，他者評価をその理由（根拠となる具体的な場面や状況）とともに伝える
- ☐ 対話をもとにして，自己評価と他者評価をすりあわせる
  - 一方的に伝え合うだけではなく，他者評価をどのように新人が受け止めたのか確認し，対話につなげていく
  - この作業により，自己評価の力が高まる
- ☐ 他者評価をフィードバックするタイミングを工夫する
  - 日々の他者評価は，観察した事実をもとにできるだけ早く新人に伝える
  - フィードバックするときは，観察した点について，どの部分が「よかったか」「不足しているか」を具体的に伝える

☛ 管理者のための実行プラン

- ☐ 指導者が他者評価のちからをつけられるようかかわる
  - →自己評価と他者評価の場面で，どのようなやりとりがされているか，初期段階で可能なときに同席する

→他者評価の妥当性，実施の仕方を指導者にフィードバックし，指導者が妥当な評価ができるよう支援する
　　→他者評価が厳しすぎる場合，甘すぎる場合，指導者と話をする機会をもつ
　　→また，同席しているときに，管理者からみた新人に対する他者評価をその場でフィードバックし，適切な他者評価ができるよう導く
　　→目標が管理者と指導者で同じように理解できているか，確認しあう
　　→厳しくなる理由，甘くなる理由を指導者本人が自覚していない場合，管理者が捉えている傾向を伝える
　　→自覚している場合は，どのように改善していくとよいか，助言する
□ 新人が自己評価のちからをつけられるようかかわる
　　→指導者からのかかわりで徐々に自己評価のちからがついているときは見守る
　　→他者評価と自己評価のズレが大きいときなどは，指導者と違う言葉やタイミングで自己評価の状況を話し合うことで，新人にはすんなりと響くこともあるため，管理者と新人が話す機会をもつ
□ 自己評価，他者評価が管理者の意図するように活用されているか把握する
　　→評価が形骸化していないか，ときおり確認する

［文献］
1) 市川伸一：学習と教育の心理学．岩波書店，1995．
2) Gaberson. K. B., Oermann. M. H., Shellenbarger. T.: Clinical teaching strategies in nursing 4th edition. Springer, 2014.

新人が先を見通すちからをつける

新人は複数のことを同時進行することや，多重課題に取り組むことに慣れていません。
教える側は日々当たり前のように行っているため，
そのできなさ加減がわからなかったりしますが，
先を見通すちからを育てることで現場の状況に対応できるようになってきます。

新人の窓から

　曽我さんは，この日４名の患者さんを受け持っており，その他に１名の入院患者さんのアナムネを取ることになっていました。受け持ち患者さんの中には，経管栄養をしている方や，ADLが低下しているため体位交換を必要とする方もいました。曽我さんは時間に追われるように，きゅっとした口元で足早に病室とナースステーションを行き来していました。そうこうしているうちに，患者Ａさんが入院してきました。曽我さんは，Ａさんが病室に荷物を置き，ひと段落した時点で場所を変えてアナムネを取り始めました。

　Ａさんはこれまでにも複数の入院経験がありましたが，曽我さんが入職してからは初めての入院でした。曽我さんはそれを先輩に聞いて知っていましたが"Ａさんからすべて話を聞いたほうが理解もできるからいいかな"と考え，"アナムネにどのくらい時間がかかるかわからないけれど，経管栄養を始める時間までにはＡさんのお話も終わるかな"と思いながら始めました。ところがＡさんはこれまでのすべての入院や自宅での生活について丁寧に説明してくださり，曽我さんは話をさえぎることができなくなりました。結果として，時間になっても経管栄養を自分でセッティングすることができず，見かねた先輩が代わりに行っており，Ａさんはアナムネを取り終えてから"ハッ"としました。

☕ 新 人 の 会 話　一人前になれるのかな

曽我　この前，また失敗しちゃった。アナムネを取っていたら，経管栄養の時間までに終わらなくって先輩に迷惑をかけちゃったの
田中　わかる，わかる！　自分なりにはこの時間配分でいけるかなって思えることも最近かなり増えて，うまくいくことも増えてきたけど，思った通りにうまくいかないこともあるよね。先を予測するって難しい！
曽我　そうそう。そのうえ，他の患者さんのナースコールが鳴ったり，ケア度が高い患者さんがいたりしたら，アウトだと思う。平常心を保とうと思っても，パニックになっちゃう。いつになったら一人前になれるのかなぁ

新人の理解を深める

　曽我さんは，あと2か月で入職2年目になります。4月に就職してからはいろいろな失敗もあったり，交代制勤務になかなか身体が慣れなかったりして，学生時代とのギャップに少なからず悩み，「辞めたいなと思ったことが何回もあった」と言います。しかし，「同じ学校を卒業した友達は10月に辞めてしまって，それを聞いたときはショックだったのですが，ここで辞めちゃったら私には何にも残らないんじゃないか，それに辞めてもこのままじゃ新しい病院に就職しても使い物にならないんじゃないかと思った」ことや，何より先輩が厳しいながらも丁寧にかかわってくれることを実感して，辞めることを思いとどまったそうです。
　そうこうしているうちに，1つずつできる技術が増えて，先輩の役に立っているかもしれないと感じることができたり，受け持った患者から"ありがとう"と言われることも多くなったりして嬉しさを感じ，「ここでなんとか働いていけそうかな」という気持ちになっていました。
　「でも，先を考えながら仕事をするって難しいんですよね。患者の状態変化の予測とかもまだまだ難しいですし」と落ち込んだ様子で，アナムネを

取ったときのことを語りだしました。曽我さんはAさんに入院経験があることを知っていました。しかし「あんなに長くお話をされるとは想像もつかなかったので、自分にとっては想定外でした。そう、想定外のことがまだまだたくさんあるんです」と、自分の想定の範囲を超えたときはまだどうにもならないと言います。

曽我さんは「過去の似たような経験を参考にしたいと思っても、まだまだ経験自体が少ないので、同じパターンがないんですよね」と、これまでの経験だけではどうにもならないことがあることを説明してくれました。

一人前であることと先を予測するちから

＊一人前の条件

ベナーは「一人前」の看護師について「似たような状況で2〜3年くらい仕事をした看護師の典型である」「自分はある技能レベルに達しているという自信と、臨床での不測の事態に対応し、管理する能力をもっている」と述べています[1]。

曽我さんは「予測することは難しい」という田中さんの言葉に同意したあと、「いつになったら一人前になれるのか」と答えています。ここからは単に業務や看護技術を覚えるだけではなく、先を予測し行動することができて初めて一人前であるという感触を抱いていることがわかります。

新卒看護師が体験している困難に関する調査[2]でも、新卒看護師が自身のことを【半人前の看護師】と捉えていることが明らかになっていますが、その背景には〈優先する情報がわからない〉〈予定外の状況に戸惑う〉といった〔目の前のことにかかりきりになる〕状態がありました。新人自身も一人前になるためには先を予測する力が必要と考えていることがわかりますが、1年間で一人前の状態になるのは容易ではなく、先輩が力をつけるための何らかのかかわりをする必要性があります。

＊先を予測するちからとその必要性

　受け持つ患者が1人の場合でも，看護師は常に先を予測し，見通しを立てながら行動をすることが求められます。それは，単に決められたことを実施するのではなく，この患者の目標を捉えたうえで，その目標を達成していくために，看護として何をする必要があるのかを明確にしてかかわる必要があるからです。適切な臨床判断を行い，看護実践をしていくために必要なちからといえるでしょう。

　臨床判断が的確になされない場合，必要な看護ケアが患者に施されなかったり，患者の状態を悪化させたりする可能性も十分ありうると述べられているように[3]，看護師は患者に適切にケアを提供するために，常にその状況を捉え判断し，自身の行動を決定しています。

　ところが，適切な臨床判断をしても，一定の時間内に患者に必要なケアを適切に組み込み実践できない可能性もあります。その理由には，1つの行為にどの程度の時間がかかるのかという予測がつかない，ということがあげられます。

　曽我さんの事例で考えてみると，アナムネーゼをとることにかかりきりになってしまい，経管栄養を必要とする患者へのケアを自身で行うことができなかったことがこれに当てはまります。今回は，周囲を見ていた先輩看護師が代わりに行ってくれましたが，もし先輩の気づきがなければ，経管栄養は忘れ去られてしまったか，ずいぶんと遅れて実施された可能性もあり，患者に不利益が生じていたかもしれません。患者への不利益を避け，よりよい看護実践をしていくためには，判断するちからと先を読むちからをつけていくことが欠かせません。

OJTの実行につなげるために

＊限られた時間内で物事を行うちからをつける

　ここでは，先を予測するちからの中でも，時間を見通して行動するちから

について考えます。

　指導者としては，時間を考えて行動するのは当然ではないだろうかと思っても，新人にはまだそのような習慣や思考が十分に身についていないこともあります。そのため，実施する必要性は判断できていても，全体の時間の見通しを立てることが苦手です。それに加えて新人は，あらゆる看護実践を行うときに，まだ1つひとつ手順を考えながら実施することも多いため，考えなくても自然に身体が動くようになっている先輩よりも余計に時間がかかることがあります。

　私たちは，さまざまなことを予測するときに，自分の中に蓄積されている過去の経験から導かれた経験知をもとにして予測したり判断することが多くありますが，新人は看護実践全般に関する経験の蓄積が少ないため，予測するときに用いる蓄積された経験知が十分ではありません。したがって，限られた時間内で物事を行うちからをつけていくためのかかわりも必要なのです。

予測をしながら業務を実施するために

　学生時代の実習でも，患者の負担にならないようにどのくらいの時間で行うか意識しながら実施することは多くの学校で教育されていると思います。しかし，学生が経験する看護実践は新人になってから経験する看護実践に比べると，量的には圧倒的に少なく，学生時代のことをよく覚えていない場合もあります。

　こうしたことから，1つの業務にどのくらいの時間がかかりそうかを具体的に考えさせることは，予測をしながら業務を実施していくうえで必要なかかわりになります。また，必要な時間を予測することが難しい場合もあるでしょう。そのときは，いったん予測させたうえで，実際にかかった時間を自分で記録することを勧めるなど，自分の実践を客観的に把握する機会を提供することも有益です。そうすることで，新人の中に"自分はだいたいこのくらいの時間がかかる"という経験知が蓄積され，時間の見通しを立てていく手立てがついていきます。

　次に，終わりを予測しながら全体を見通し，そこから逆算して考える力をつけていくことも大切です。どのような仕事もそうですが，"いつまでに"という時間的制約があります。現場では，単に終業時間だけではなく，「10

時に検査出しがある」「3時間予定の手術が終わったら患者さんを手術室に迎えに行く」「それまでにするべきことは……」など業務の合間にもタイムリミットが潜んでいます。それらを1つひとつクリアしながら，かつ患者に対しては安全に看護を提供していかなくてはなりません。ですから，1つの看護実践にかかる時間から逆算して行うべきことを配置していくことが重要になります。

このように考えていくと，自分で対処できない可能性がある事柄も見えて，他者への相談やヘルプも求めやすくなりますし，効果的かつ効率的に仕事を進めていくことも可能になるのです。

＊ 臨床判断力をつけるためのかかわり

判断力は，機敏な決断が要求される現実の場面で最もよく習得される[3]ように，現場での判断の積み重ねが重要です。それには新人が自分の経験知をもとに導き出した判断を用いて，適用してみてうまくいった結果「この判断は正しかった」と実感することはもちろんですが，成功したことも失敗したことも，行ったことを一緒に振り返り，そこでの判断の理由を確認することで培われていくでしょう。成功した場合は，その判断はその場面では正しいということですし，失敗した場合は判断が間違っていた可能性があるということも考えられるからです。失敗した場合，判断は間違っていなかったけれども実施手順が間違っていたこともありますので，そこは新人とともに見極めていくことが大切です。

経験知を共有する

もう1つの方法として，先輩のもっている経験知を共有することも新人に教育的効果をもたらします。例えば「先輩が患者をどう捉えたのか，そしてどういう理由でケアをしたのか，しなかったのか，方法を変えたのか」などを言葉にして伝えるということです。ある新人は先輩が「患者さんのこの様子から，私だったらこういうふうにも考えてみるし，こんなふうにも考えてみるんだけど」と語るのを聞いたとき，"看護師はこんなにもいろいろなことを判断しているのか"と思い，"私も真似をしながら考えてみよう"と素直に思ったそうです。

これまでは申し送りの場やカンファレンスの場を通して，先輩の判断に触れ，新人も自分の判断力を磨いていくことができる機会が少なからずありましたが，業務の効率化などで申し送りが廃止された施設もあります。長い時間をかけなくてもカンファレンスなどで，事実の伝達だけではなく，それぞれの先輩が行っている判断を言葉にして共有することは，新人にとっては学びにもなります。

> 「理解」と「支援」にもとづく OJT 実行プラン

☞ 指導者のための実行プラン

☐ 時間の見通しをつけるために，1つの看護実践の時間を客観視してもらう
- 看護実践を行う際，どのくらいの時間で行う予定であるかを尋ねる
- 業務1つひとつにかかる時間を計ってみるよう指導する
- かかった時間を記録してみるよう伝える
  - →自分の傾向をつかむことにつながる
  - →時間のかかる看護技術は練習も必要

☐ 仕事の段取りを一緒に考える
- どのような"段取り"で仕事をしようと考えているか尋ねる
- 段取りが適当ではないと先輩が考えた場合には，新たな段取りを提案する
  - →新人の考える幅が増える

☐ 臨床判断力を高めるために，ともに振り返る
- 失敗したことだけではなく，成功したことも「なぜうまくいったのか」「そのときどのように判断していたのか」を振り返ることが大切であると新人に伝える
- 成功したことは同じように続けていくことで，成功の確率が高くなり，自信にもつながる
- 振り返る場合，書くことが得意な新人と話すことが得意な新人が

いるなど，振り返りの方法にも本人の学び方の強みがあるため，その強みを活かす
→不得手な方法であるというだけで振り返る気になれない場合もある

👉 管理者のための実行プラン

☐ 臨床判断を共有できる職場環境の創造
- 新人の考えだけを引き出しがちであるが，管理者も先輩も自分が考えたことや判断したことを言葉にしていく
- 決まった内容の伝達にとどまるのではなく，対話によってお互いの判断を伝え，共有し合う機会を設ける
  →例えばカンファレンスや病棟会など
- 自由に意見を述べても受け止められる，安心できる環境の創造
  →否定されるかもしれないと思う環境だと，自由に意見を述べることはできない

[文献]
1) Benner, P. 著，井部俊子監訳：ベナー看護論　新訳版．医学書院，21-22，2001．
2) 西田朋子：就職3か月目の看護師が体験する困難と必要とする支援．日本赤十字看護大学紀要，20，2006．
3) Wiedenbach, E. 著，都留伸子，武山満知子，池田明子訳：臨床実習指導の本質．現代社，9，1969．

⑩ 新人の主体性をはぐくむ

先輩の目からは「他者に言われないと調べたり考えたりしなかったり，
自分から何かをしてみたいと言わない」と見えるように，
新人に主体性がみられないという評価もよく聞きます。
専門職として働くために不可欠な主体性を育むかかわりを探求します。

新人の窓から

　夜勤開始前のミーティングのときのことです。佐藤さんが今晩受け持つ予定の患者さんの中に，心臓カテーテル（以下，心カテ）検査を終えて夜勤帯に病棟に帰室する方がいました。それを全体で確認したあとに，佐藤さんが「すみません。心カテ検査を受ける方の検査前からのかかわりと検査室への移送は何度も1人で行ったことがあるんですが，検査後のお迎えと観察は，タイミングが合わなくて1人で行ったことがないんです。先輩が観察しているところを1度途中まで見学しただけで……」と申し訳なさそうに言いました。それを聞いた他のスタッフは「え?!」と驚いた後，「この時期だからもうやったことあると思ってた。もし経験していなかったら，自分から"やらせてください"って言ったほうがいいですよ。やる気ないと思われちゃうから。今日の夜勤では佐藤さんを指導しながら患者さんを看る余裕はないから，別のチームに担当してもらいますね」と受け持ち患者の調整がなされました。

☕ 新人同士の会話　「自分からいろいろする」ってなんか難しい

佐藤　この前の夜勤，最悪だったの。受け持ち患者さんが心カテ後に戻ってくる予定だったんだけど，日勤で心カテ後の患者さん看たことなかったの

篠田　最近，先輩も「もうたいがいのことは1人でできるよね」と思って

145

いるみたいで，もう先輩から積極的に「あれはやったことある？」「これは？」って聞いてこなくなったよね

佐藤　だけどこの前の夜勤みたいに，"いつか"めぐってくるんだよね。でも，その"いつか"を想定しながら勉強できないの。先輩からは「そろそろ自分で考えたり，行動したり，自分で調べたりすることを当たり前にしないとね」って言われるんだけどね

篠田　今思えば，就職したばかりの頃の先輩は何でも見せてくれたし，これを調べてきてとか，いろいろ指示してくれたけど，今はそんなこともないし

佐藤　自分から積極的にいろいろやっていく，って難しいなぁ

新人の理解を深める

　佐藤さんは循環器の患者も多く入院する病棟に配属されています。新人は佐藤さんを含めて4名います。最近は夜勤がある生活にも慣れてきたという佐藤さん。昼食時や落ち着いた日の夜勤では，ナースステーションで記録をしながら先輩と雑談もできるようになり，先輩との関係性も4月の頃と比べるとだいぶ変わったと感じているそうです。その変化に嬉しさを感じています。

　しかし，実践面ではできないことがまだまだあることも自覚していて，さらに学ぶ必要性も感じているそうです。「調べようとか，やらせてもらおうという気持ちがないわけじゃないんですけど，『まだやっていません』と言い出しづらくなりました。また，『1人でできるよね』という先輩からの無言の圧力を感じることもあって。だから，経験していないことも，なんとなくそのままになっちゃっている」そうです。

　そして，「最近は頼れるものが，だんだんなくなってきた。それがつらい」とも感じています。就職してしばらくは，先輩がやっていることを真似することに必死だったり，先輩も「教えた通りにできているね」「言ったことを調べられているね」と1つひとつ確認をしてくれたため，先輩が言ってくれ

る通りに行動していればよかったそうですが，今はあまりにも間違ったことをしなければ，先輩も「どうしてそれをやるかわかる？　必要性は？」と聞いてこないし，「明日までにこれをしてきてね」という指示もないため，「何をすればいいのかよくわからないのも事実です」と話しました。

「判断したり，決めていくときに頼る先（根拠）は自分の中にあるとは思うんです。そのためには，もっとちからをつけるべきなのはわかるんですが，これまでは先輩に言われるようにやってきたので，何のためにどうやって自分から行動したらいいのかよくわからない」と語りました。

社会人に必要な主体性を育てる

＊社会人基礎力を知る

　社会人基礎力とは，経済産業省が2006年から提唱しているもので，「職場や地域社会で多様な人々と仕事をしていくために必要な基礎的な力」として，「前に踏み出す力」「考え抜く力」「チームで働く力」の3つの能力と12の能力要素から構成されています（図8）。この「前に踏み出す力」の中に「主体性」が要素として組み込まれています[1]。

　いわゆる基礎学力や看護や医療に対する専門知識だけではなく，社会人基礎力が融合して初めて，職場で働いていくことができます。ところが新人の中には，個性を重視し，他者との競争よりも協調を尊重すること，あるいはルールなどにしばられないことが特徴ともいわれる「ゆとり教育」を受けてきた人が多くいます。

　一概にゆとり教育の弊害とはいえませんが，こうした教育を受けてきた新人の中には，社会人としての基本的な行動や考え方などが苦手な人がいます。また，新人を直接指導する実地指導者にも，いわゆるゆとり世代が数多く存在します。そのため主体性を1つの要素とする社会人基礎力をどのように教育したらよいかわからない指導者もおり，難しさがあります。

3つの能力　12の要素

前に踏み出す力（アクション）
一歩前に踏み出し，失敗しても粘り強く取り組む力

主体性……物事に進んで取り組む力
働きかけ力……他人に働きかけ巻き込む力
実行力……目的を設定し確実に行動する力

考え抜く力（シンキング）
疑問を持ち，考え抜く力

課題発見力……現状を分析し目的や課題を明らかにする力
計画力……課題の解決に向けたプロセスを明らかにし準備する力
創造力……新しい価値を生み出す力

チームで働く力（チームワーク）
多様な人々とともに，目標に向けて協力する力

発信力……自分の意見をわかりやすく伝える力
傾聴力……相手の意見を丁寧に聴く力
柔軟性……意見の違いや立場の違いを理解する力
情況把握力……自分と周囲の人々や物事との関係性を理解する力
規律性……社会のルールや人との約束を守る力
ストレスコントロール力……ストレスの発生源に対応する力

図8　社会人基礎力とは

＊チームで仕事をするうえで必要となる主体性

　大学基準協会による看護学教育の目標には「社会のヘルスケアニーズの変化に対応していくために，看護職自身が看護現象を社会の変化の中で構造的に捉え，倫理的な判断に基づいて自主的に行動できる主体性をもった専門家であることが必要である」[2]と掲げられています。社会人になってからではなく，基礎教育でも主体性のある看護職を育成していることがわかります。なぜチームで仕事をする際に主体性は重要な力となるのでしょう。

　主体性とは「自分の意思判断によって，自らの責任をもって行動する態度にあること」（大辞林）です。したがって自ら考える，判断する，行動するという言葉に置き換えられて使われると考えます。主体性と似ている自主性は「自分の判断で行動する態度」（同）ですから，主体性は自主性に責任を伴うものであることがわかります。看護職は専門職ですから，自律と責任は

切り離すことはできません。

チームスポーツをしている人は，「筋トレなど1人で黙々と練習するかしないかを決めるのは自主性，チームの中で自分がどう動くと結果を出せるか，チームメイトとともにチームを機能させて自分の判断や行動に責任をもつ，という局面では主体性」と例えました。

看護・医療も看護チーム，医療チームで活動しています。その中で自分がどう考え，判断し，行動するか，そしてそれらにどう責任をもつかという視点が常に欠かせません。だからこそ主体性を有していることや新人がその必要性を実感することが必要となります。

ところが主体性は知識や技術ではなく，態度や価値観を伴うため，すぐに身につけたり，変容させることは難しいものです。したがって，OJTを通して丁寧に根気よく育んでいくことや新人がその必要性を実感することが必要です。

OJTの実行につなげるために

＊対話を活用して，主体性をひきだす

私たちが"自分"を意識し，感じることができるのは，相手が存在し，適切な応答がありそこでの相互作用があるからです。

佐藤さんや篠田さんが「就職したばかりの頃の先輩は，これを調べてきてって具体的に教えてくれた」と語ったように，就職してしばらくの間は指導者も，具体的に何をしたら次の勤務で困らないのかを伝える（指示をする）ことが多かったのではないでしょうか。

ところが，だいぶ仕事に慣れて前向きに取り組んでいる新人の様子が見え始めると，具体的に次は何をすればよいかを伝える機会が減るようです。しかしこの頃，新人は「自分がどうしたらいいかわからない」と，自分自身がどこかに取り残されているようで，主体性が乏しく見えるようです。

主体性は，単なる指示だけでは育ちません。指導者が「あなたはどうしたいか」「あなたはどう考えるか」と"あなた"を投げかけつつ，その問いに

対する反応を受け止め，そこからさらに問いかけた"私"が問いかけたことについてどう考えているか，受け止めたことをどう捉えるか，というやりとりが繰り返されることが必要です。その繰り返しによって，「私はどうなのか」という問いを新人は常に自身に投げかけることになり，結果として主体性を育むことにつながります。

＊しっかり任せて，しっかり見守る─試行錯誤と成功体験の必要性

　新人が取り組むこと，新人の考え自体に責任をもたせるためには，指導者も新人に責任をもたせることが必要です。

　責任をもたせる以上，責任が果たせているかどうかを確認する必要があります。「自分で決めたことなので自分で進められるだろう」と新人を信用し，信頼を寄せることは重要です。そして，自分で決めたことができているのかできていないのかを評価することまでが指導です。しっかり任せることは放任することではありません。しっかり見守ることが必要です。しっかり見守っていないと，目標達成に向けて行動できているのかどうかわかりません。また，必要なときに支援をすることができなくなり，結果的に目標達成ができない，すなわち成功体験が得られないという結果になってしまいます。

　小さいことでも，自分で決めた目標に到達できることは，本人にとって大きな自信やよりどころとなり，次の主体的活動に結びつきやすくなって，より主体性がはぐくまれていきます。

　指導者側が指示して行動させたほうが，ずっと早いこともたくさんあるでしょう。しかし，学びを考えるときには，自分のペースで大いに迷いや回り道や寄り道をよしとする雰囲気の中で，自由に課題や状況と対話しながらその変化を楽しむ，そういった土壌の中で主体的に世界を意味づけていくと述べられているように[3]，"自分で考え，苦労し，試行錯誤してみる時間的，気持ち的なゆとり"も必要です。

　新人の期間はこれらが許されている期間ともいえるでしょう。気の長い役割ですが，じっと待ち，手を差し伸べるのは今だ，というときに目標達成に向けた少しの助言をしてください。長い目で見たとき，主体性を持ち合わせた看護師を育成するにあたり，こうした"待つ""見守る"かかわりが効果

をもたらすに違いありません。

> 「理解」と「支援」にもとづく OJT 実行プラン

☞ 指導者のための実行プラン

☐ 考えを促し，認める言葉をかける
- 「○○をしなさい」から「○○をするために，あなたならどうやりますか？　考えますか？」へ
- 新人が考えを述べたときには，いったん受け止める：「そういうふうに考えたのですね」
- 考えの根拠を問う：「どうしてそういうふうに考えたのですか？」
  →問われることで，自分の力で考えようとする

☐ 任せきって見守り，必要なときに支援をする
- 新人がやると決めたことは信じる
- 時折，進捗状況を確認することで，先輩は見てくれているという安心感をもってもらう
- 進捗状況について時折「進んでいますか？」「どうなっていますか？」と問いかけることで，新人にとっては考えるきっかけとなる
- 確認を適宜することで，一方的に考えさせられただけではないという実感を新人に抱かせる
- 新人なりの方法で目標達成するまで待つ

☞ 管理者のための実行プラン

☐ 若手指導者とベテラン指導者の考えのズレを埋める
- 例えば，若手指導者は新人に主体性がないと思っていないこともあるが，ベテラン指導者は逆に捉えていることもある
  →新人が異なるメッセージを受け，戸惑わないように配慮する
  →若手指導者自身が主体性とは何か，主体性を伸ばすためにはどうしたらよいか考えることが可能になる

☐ 主体性がある/ないと捉えた事例から，指導方法について検討する

- 部署で遭遇した新人の状況，今回の事例などから"こんなときはどうかかわるか"を想定してイメージ化をはかる
- 経験年数豊かな指導者がもっている"うまくいったかかわり"を共有する

［文献］
1) 経済産業省：社会人基礎力．http://www.meti.go.jp/policy/kisoryoku/（last accessed 2014/10/15）
2) 大学基準協会：21世紀の看護学教育，2004．http://www.juaa.or.jp/images/publication/pdf/21_century_nurse.pdf（last accessed 2014/10/15）
3) 河野義章編著：教育心理学．71-74，川島書店，1993．

思うようにできるようにならない新人にかかわる

学ぶ側が自覚しているかいないかにかかわらず，教える側が特別な教育的支援を必要とする，と判断する状況です。日本の看護界ではまだこうした看護師に対する具体的な示唆は十分ではありませんが，避けては通れない問題になっているように感じられます。

新人の窓から

　小林さんは先輩の園田さんと一緒に点滴交換をするために病室に行きました。先輩は，点滴交換を終えると，廊下で点滴の注意点を話しはじめました。小林さんは，先輩が大事だと言ったポイントをメモせず，ボールペンでメモ帳をつついているだけでした。その様子を見た先輩が「大丈夫？」と尋ねると「はい！　わかってます！」と大きな声で答えたのです。ところが先輩が「じゃあ，何が大事だった？」と質問すると，答えられません。先輩から「わかっていないなら，わかっているって言わないように」と注意されると，「いや，わかっているんですけど，たまたま答えられないだけです」とムスッとした表情で答えました。

☕ 新人との会話から　先輩からの信頼が得られず，頭打ちの状態です

小林　仕事に対する信頼が得られないの。同期や先輩は自分のことをわかってくれないし。進みが遅いっていうのもあるんだけど，上（管理者）の方針で，「当分は夜勤をさせられない」「日勤も必ず先輩の指導を受けるように」と言われて。同期のみんなは夜勤もしているのにつらいの

西山　"つらい"っていう気持ちは，病棟の誰かに言った？

小林　いや，言えてない。上が決めることなので私は従うだけだし。それなりの理由があるってわかるんだけど

西山　それなりの理由というのは具体的にどういうこと？

小林　具体的にと言われても……とにかく私，先輩から不信感をもたれてるのよね。いろいろとこんがらがったことはよくあったし。患者さんを取り違えたり，点滴ミスをされたら困る，って思われてるの

西山　そうなのね…

小林　でも，もっとやらせてもらうチャンスが欲しいの。技術ができて信頼される看護師になりたいし。でも先輩はやらせてくれないし，頭打ちっていう感じ。ふてくされたら負けだと思うんだけど，ふてくされたくもなるのよね

先輩の気持ち

＊指導したことが吸収されず疲弊する先輩

　看護師経験20年の園田さんは，「なんか，大変なのよね……」と話し始めました。何が大変か尋ねると「とにかく事故がないように，監視している感じ」と何度経験してもぎこちない行動が続いていることに不安を覚えていました。そして「指導してもこっちに返ってくるものがないっていうか……」と指導の難しさを表す適当な言葉を探せないでいました。指導したことが吸収されていかない感じかと尋ねてみると，「そうそう！こっちが言うことの半分も入っていかない感じ。だけど本人は何でもやりたがるの。だから先輩のストレスが強くて，小林さんのフォローは1日が限界。みんなそう言ってる」と，疲弊していました。

　そして「技術もままならないから夜勤もできないし，日勤でも1人としてカウントできないくらいなの」と，病棟のお荷物のように捉えてもいるようで，「他の1年目の看護師と全然ちがう」と嘆きました。

＊対人関係における難しさもある

　園田さんは，「小林さんがせめて患者さんや私たちと関係を築くことができれば，それを糸口に指導していこうと思うんですが，そこにも問題がある

んです」と，対人関係上の課題もさらに指導を難しくさせていると語りました。例えば「私たちに声をかけてくるタイミングも悪いことがあるんです。『今，聞けば？』っていうことは聞いてこないし，逆に，私たちにとってはどうでもいいことを執拗に聞いてくる。しかもこちらが急いで何かしようとしているところを引き止めて，1つひとつ言ってくる。周りの様子が全く見えてないんです」と最初は慣れればどうにかなると思っていたものの，全く改善されない態度にも辟易（へきえき）としていました。こうした傾向により，患者からクレームがくることもありました。

新人が抱える"学びづらさ"と教える側の"教えづらさ"

★他者の気持ちや空気を読みとることが苦手で心理的距離が広がる

　小林さんは「同期や先輩は自分のことをわかってくれない」と語りました。そして，「先輩がやらせてくれないからできるようにならない」と他罰的になり，自分に課題があると考えるよりも，周りのせいだと捉えています。また，指導者や患者とのかかわり方そのものにも周囲が違和感を覚えるような場面があります。技術的な問題ばかりではなく，患者との関係においても問題があるため安心して患者のところに送り出すことができないという事態に陥ります。

　これは単に自己評価が高いというよりも，対人関係能力において課題を抱えていることが考えられます。そのことを指導者が認識させようとかかわればかかわるほど，両者の溝は埋まるどころか，逆に溝が深まる傾向にあります。

　日々の小さな積み重ねから，小林さんは「先輩はわかってくれない」という思いを強くし，指導者側は「指導したことが入っていかない。響かない」という思いを強くし，どんなに努力しても歩み寄ることなどできないと感じるまでに心理的距離が広がることがあります。このような場合，新人が退職するという選択をするか，指導者層が疲弊しすぎて辞めてしまいたくなる，という状況に陥る可能性があります。

★ 教える努力が報われず指導者が疲弊する

　2部の6では「わかることとできること」を扱いましたが（→p.110），小林さんのような新人は，反復練習をしても思うように技術を覚えること，手順や業務を覚えることが難しいのが特徴です。

　年々多忙を極める医療現場では，指導者側も自分の業務を遂行することで精いっぱいである場合がほとんどでしょう。そのため，新人に対しては「ゆっくり育ってくれていい。でもできるだけ早く1人前になってほしい」という矛盾した感情や，1回教えただけではできるようにならないだろうと頭ではわかっていても「前にも教えたことはできるだけ早く覚えてほしい」という思いを抱いているのではないでしょうか。

　こうした思いを抱くのは当然のことだと思います。新人を育てる必要性や大切さはわかっていても，日々の業務が回らないと困る，というのは正直な感情でしょう。それでも，徐々に新人が成長してくると，指導者としては教える喜びや楽しさ，やりがいを感じることも少なくないはずです。

　ところが，そのような成長が感じられず，小林さんのように先輩が「どうしてこの新人はいつまでたってもできるようにならないのだろう？」と頭を抱えてしまうような場合，指導する側は難しさを抱きます。

OJT の実行につなげるために

★ 他職種のちからも使い適任者が対処する

　対人関係の課題を抱えている新人の場合，カウンセリング的なかかわりが必要になってくることも多いといえます。また精神面での問題がある場合には，専門的な治療が必要でしょう。施設内にカウンセラーがいる場合には，連携をとって指導に活かしたり，本人自身がカウンセリングを通して成長していくこともときには必要です。同じ職種ではない人の介入・支援によって，自分が置かれている状況をゆっくり見つめていくことができる場合もあります。

　このような場合，新人にかかわる指導者や管理者が無力感にさいなまれた

り，傷ついたりしないともいえません。指導のコツやスキルを身につけてもどうにもうまくいかないこともあります。こうしたときには，指導者側への心理的サポートも必要です。

新人看護職員研修では多重構造かつ組織全体での支援が必要[1]といわれますが，これは何も新人看護職員に対してだけのことではありません。指導者ならびに管理者も他者からの多重的かつ職種を超えた支援を受けることで，新人に対してよりよくかかわることができるのです。したがって，管理者は組織全体での支援体制をつくり上げていくことも大切です。

＊基礎教育のときの情報を得る

新人が学生時代に看護実践において何を経験したのかを把握することは，教え方につながる情報です。他方，実習での指導者や教員との関係はどうだったのかを尋ねてみると，その新人の対人関係上の課題が見えてくるときがあります。例えば，非常に他罰的な語りをする場合がありますが，こうした傾向を把握することは，相手の特徴を把握し，指導者側が対処していくために必要な情報とも言えます。

「自分も変わる必要がある」「自分にもこういうところがあったから，教員（指導者，患者）は自分にこういう対応（言葉や態度）をとったのかもしれない」などの，自らを振り返るような言葉が聞かれない場合は，少し注意して対人関係の特徴をつかみとっていく必要があるように考えます。

こうした現実からは，現場での指導に委ねるだけでなく，学生時代に自分の傾向を知り自分の課題を把握できる機会をどうつくるかを，基礎教育の中で考えていく必要があるでしょう。

＊実践のどこが問題かを視覚的に確認する

思うように指導が入らない新人では，自分の実践を客観的に振り返ることができない場合があります。緊張のため自分の行動をよく覚えていない，自分は正しいと思う（思い込む）ことで自尊心を保っている，などさまざまな理由があるでしょう。

こうした場合，何もないところで話していてもらちが明かないでしょう。

少し手間はかかるかもしれませんが，例えば，シミュレータを使って技術を実施している場面を撮影して一緒に確認してみる，という方法もあるのではないでしょうか。

　小林さんのように，具体的にどういう理由で先輩の信頼を得るに足らないのかを尋ねても，明確にわかっていない場合があります。本人が自覚していないと改善にはつながりづらくなり，指導者側が期待する努力と本人が行う努力も，かけ離れていく可能性が高くなります。

　それと同時に，できている点はできているとフィードバックし，取り組むべき課題を明確にするかかわりを心がけてください。

★ 今の施設が新人にとって最適な職場か，ともに考える

　もしかしたら，急性期病院ではないほうが，あるいは新人が少なく経験豊かな看護師が多い施設のほうが，その新人に適した職場である可能性もあります。一方的に「あなたは別の施設のほうが向いている」と言うことはできませんが，看護職として長いキャリアを歩んでいくことを考えれば，より適した施設があるのかもしれません。

「理解」と「支援」にもとづく OJT 実行プラン

☛ **指導者のための実行プラン**
- ☐ できるだけ早く他の指導者と共有する
- ☐ 教えづらい現象を"なんとなく"から"具体的場面"で他者に説明していく
- ☐ 新人が学びづらさを自覚している場合は，一緒にその気持ちを共有する
- ☐ 新人が学びづらさを自覚していなくても責めない

☛ **管理者のための実行プラン**
- ☐ 指導者側への支援も充実させる
  - ● 管理者は指導者の抱えている思いを把握する

- 指導者層は患者に安定した看護を提供するために必要な人材であることから，指導者に対する精神的支援も充実させる
- ☐ 新人と指導者の間で起きていることを分析し，事例を蓄積する
  - 分析は問題探しではなく今後の対応を検討するために行う
  - 互いの感情を取り上げることは大切だが，客観的に事態を把握する役割を管理者は担う。新人と指導者という当事者同士では，起きていることを客観的に分析できない場合がある
  - 学習上の課題があるのか，対人関係上の課題があるのか把握する
  - 学習上の課題，対人関係上の課題双方において，起きている事象を具体的にする
  - 困難事例の蓄積は日本の看護界ではまだ十分ではないため，それぞれの職場で起きている事例の蓄積をしていく
- ☐ 新人がよりよく働くことができる場をともに考える
  - 新人が看護職を継続するには多くの場があることを理解し，新人個々のキャリアを支援する
  - ともに考えることができるよう，日頃から新人と接触する
- ☐ 他職種やトップマネジャーの力を借りて方策を練る
  - 看護職で育成することは当然だが，看護職だけで新人の指導・支援をしようと思わない
  - 組織全体で新人の教育・指導，支援ができる体制を整備する。このとき組織の人材を活用する
  - 臨床心理士などからかかわりが困難な新人への対応方法についての助言を得る
  - 管理者も自分や自分の担当部署だけで抱え込まない
  - 師長同士，係長・主任同士だけではなく，看護部長を交えた情報交換で対応を検討する
  - ときには基礎教育の教員と対応策を検討する

[文献]
1) 厚生労働省：新人看護職員研修ガイドライン　改訂版．2014.
   http://www.mhlw.go.jp/stf/shingi/0000037502.html（last accessed 2014/09/12）

⑫ 動機づけを使って新人を育てる

「やる気のない新人にどのようにかかわったらよいのか，
どうやって新人のやる気を引きだしたらよいのかわからない」
と悩む指導者の声もあります。おとなという特徴を踏まえつつも，
新人を動機づけて学びを促すことは，看護師としての成長につながります。

新人の窓から

　患者Aさんは，脳出血を発症して入院後1週間はICUに入院しており，昨日，鈴木さんの勤務している病棟に転棟してきました。昼のカンファレンスでAさんのことが検討されたあと，鈴木さんはチームリーダーの先輩に「少し重症度が高いかもしれないけれど，Aさんの受け持ち看護師として，1年目の課題である看護計画の立案をしてみませんか？」と提案されました。鈴木さんの表情は一瞬曇り，「はい……でも受け持ち看護師として看護計画を立てるのは，もう少し症状の軽い方で経験してから，Aさんのような重症度の高い方でやってみたいと思います」と言いました。それを聞いたチームリーダーは「そうなのね，気持ちはわかるわ。でも前から少し気になっていたんだけれど，いつまでもやる気がないような態度では困るのよね」と少し厳しい口調で返答し，その場の空気はピンと張りつめました。「はい……やる気がないわけではないのですが……」と答えた鈴木さんに対してチームリーダーは「わかった。プリセプターさんにフォローをお願いしておくから，今回はAさんの受け持ちで頑張ってね」と伝え，鈴木さんもそれを受ける形となり，浮かない表情で今日の受け持ち患者さんの午後の検温に向かいました。

☕ **新人同士の会話** 私, やる気がないように見える?

鈴木　ねぇ, 瀬戸さん。瀬戸さんはどんな患者さんを受け持って看護計画を立てようねって言われた?

瀬戸　私は, 何回か入院を繰り返しているBさんを受け持ってみましょうって言われたよ。どうして?

鈴木　私はAさんでやることになったの。でもね, 重症度が高いから私にはできないんじゃないかと思って, 1回断ったら, "やる気がないような態度では困る"って言われちゃって。やる気がないわけじゃないんだけれど……課題をやるためなら, もう少し重症度が低い患者さんでもいいと思っていて, 先輩の意図がよくわからないの。私ってやる気がないように見えるのかな?

新人の理解を深める

　鈴木さんは, 1つひとつ慎重に進めていく傾向があり, 物静かなタイプです。就職当初はストレスで約5 kg体重が落ちてしまった経験もあります。こうした鈴木さんへの後日のインタビューから, 気持ちを紐解いてみましょう。

　「先輩も最初のうちは, ゆっくりでいいよ, と言ってくれることが多かったので, おっとりタイプの私にはとてもよかったんです」と最初の頃は自分のペースに先輩が合わせてくれたと振り返っています。ところが最近は「この前もチームリーダーさんに言われたように, 『やる気がないように見える』と言われることが続いていて, 自分でもどうしたらいいんだろう?と思っています」と話しました。

　しかし, 鈴木さんは瀬戸さんとのやりとりでも主張したように, やる気がないわけではないようです。むしろ"自分にはできないかもしれない"と考えてしまい積極的に行動に移すことができないそうです。それでも「先輩に怒られるのは嫌なので, Aさんを受け持つしかないと思ってはいます」と釈

然としない表情で話しました。

　そして，就職してしばらくした頃にあった出来事を教えてくれました。ナースコールが鳴っていたことに気づいていた鈴木さんは，"行きたいけど，これもあるし，あれもあるからできない"と考えて「周りに他のスタッフもいたので，誰かが行ってくれるに違いないからとナースコールを取れなかった」ことがあったそうです。しかしその姿を見ていたプリセプターに後から「やる気がないように見えるよ。自分にできることはやらないとダメだよ」と言われたそうです。そのときも心の中では"やる気がないわけじゃなくて，それをしたらこれができなくなっちゃう"と思っていたと語りました。

　「Aさんのことも受け持ちたくないという意味ではなく，どうしてAさんじゃないと看護計画の課題ができないのかよくわからないんです。そしてAさんではできそうに思えなかったことも事実です」とのことでした。「看護師としてもっとやる気があるような振る舞いをしたほうがいいとは思うのですが，先輩の期待に応えるのはなかなか難しいです」と気持ちを吐露しました。

動機づけを理解する

＊動機づけの種類

　『新版　心理学事典』において動機づけ（motivation）は「行動を一定の方向に向けて発動させ推進し持続させる過程，ないしはそれにかかわる機能の全般をおおまかに示す用語」[1]と説明されています。その人の中で達成したい（すべき）目標に向かって行動を起こすためには，動機づけはとても大切なプロセスであることがわかります。動機づけには一般的に2つの種類があります（図9）。

　1つ目は"アメとムチ"，いわゆる賞罰に代表される「外発的動機づけ」です。ある行動が外からの作用によって引き起こされることを意味します。例えば，「上司に『よくやったね』とほめられたいから仕事を頑張る」というのが外発的動機づけによる行動です。

	外発的動機づけ	内発的動機づけ
どんな状態？	ある行動が外からの作用（賞罰）によって引き起こされること。他者からの「報酬」を受けるため/受けないために行動が持続する状態	「私がこれをやりたい」「私がこれに取り組みたい」というような"私"が主体となって行動が起きて持続する状態
行動の目的	自分の行動を超えた先にある他者からの「報酬」を受けるため/受けないことが目的	知的好奇心や興味関心を満たす学ぶことそのものが目的
例えば……	その人にとって好ましい報酬（ほめられる，ご褒美がもらえる，お小遣いが上がる）ために行動する その人にとって好ましくない報酬（怒られる，ご褒美がもらえない，お小遣いが下がる）を避けるために行動する	知的好奇心や興味関心を満たすために学習に取り組む 楽しさや興味が感じられるような活動に対して自ら積極的に取り組む

図9　外発的動機づけと内発的動機づけ

　この場合の目的は，自分の行動の成果を超えた先にある，他者からの「報酬」です。報酬には，物，金銭，言語などさまざまな種類があるうえに，「賞」と「罰」の両方があります。つまり，その人にとって好ましい報酬（ほめられる，ご褒美がもらえる，お小遣いが上がる）と，好ましくない報酬（怒られる，ご褒美がもらえない，お小遣いが下がる）です。いずれにしても，「報酬を受けるため/受けないため」に行動が持続するといったものです。

　もう1つの動機づけは「内発的動機づけ」です。これは外からの刺激によって行動が起きるのではなく，"私がこれをやりたい""私がこれに取り組みたい"というような"私"が主体になって行動が起きて持続する状態です。賞罰がなくても楽しさや興味が感じられるような活動に対しては自ら進んで積極的に取り組む[2]ことであり，皆さんにもこうした経験はあると思います。こちらの場合は外発的動機づけの場合の目的とは異なり，"知りたい""わかりたい"ところから出発し，その知的好奇心や興味関心を満たすために学習

に取り組むというように，学ぶことそのものが目的となっているという特徴があります。

＊内発的動機づけだけで行動する難しさ

　指導者の多くは新人に対して，できるだけ内発的動機づけによってさまざまな行動を起こしてほしいと願うでしょう。しかし，鈴木さんがそうであったように，常に内発的動機づけだけに支えられて行動を起こしているとは限りません。取り組む内容に興味や関心をもてなかったり，納得がいかない場合には特に難しさが増します。

　鈴木さんの例で考えてみましょう。Aさんを受け持ち患者として看護計画の立案をするという課題をすることにはいまひとつ意欲がわいていませんが，「先輩に怒られたくない」ために提示された条件で課題に取り組むことを受け入れました。

　これは内発的動機づけによるものではなく，先輩に怒られたくないという外発的動機づけが行動に向かう条件となっています。おそらくチームリーダーとしては，意図的に鈴木さんにAさんの受け持ちを勧めていると考えられます。しかし鈴木さんの言葉からはその意図がよく理解できていない様子も感じられます。指導的立場からすると，自分にとっては多少ハードルが高いことでも，意欲的な姿や言動があることを期待してしまいますが，現実的にはうまくいかないことも多々あるでしょう。

＊外発的動機づけの３つの重要な効果

　ここに外発的動機づけの３つの重要な効果があります。１つ目はこの行動が本人の学習や成長にとって望ましいと判断できれば，行動が習慣化されることです。２つ目は内発的動機づけに移行していくことです。これは実際に体験することで興味・関心が芽生えるなどして，内発的動機づけに転換する契機となるものです。３つ目は意義や価値が内面化されて意味づけられたとき，つまり取り組んだことで必要性を実感できたときに，自己決定的に行動できるようになるという点です。

　２つ目や３つ目の効果を新人の様子に置き換えてみると，外発的動機づけ

> **内発的動機につながる外発的動機づけの3つの効果**
> ❶ その行動が本人の学習や成長にとって望ましいと判断できれば，行動が習慣化される
> ❷ 内発的動機づけに移行していくことで，実際に体験することで興味・関心が芽生えるなどして，内発的動機づけに転換する契機となる
> ❸ 意義や価値が内面化されて意味づけられたとき，つまり取り組んだことで必要性を実感できたときに，自己決定的に行動できるようになる

によって主体的に意欲をもって行動する姿への転換だといえます。

そういう意味でも外発的動機づけが悪いわけではなく，また単にその時新人を持ち上げるだけのかかわりでもなく，むしろ内発的動機づけに転換できる可能性が十分ある大切なかかわりです。

OJTの実行につなげるために

＊内発的動機づけにつながる外発的動機づけ

「外発的動機づけ」は使い方によっては，とても有効です。あえて"使い方によっては"と説明したのには訳があります。外発的動機づけの原理の1つは，過去の学習に基づく「強化メカニズム」ですが，この強化メカニズムはオペラント条件づけと呼ばれるものによるものなので，賞罰によって「何をすべきか」「何をすべきではないか」を学び，その学習経験が同様の状況下に置かれた際の行動の選択につながるのです[3]。

鈴木さんの例から考えると「先輩に意見をしたら注意をされた（罰）。したがって罰を受けないためには，先輩に意見をしないで受け入れたほうがよいらしい」ことを学習します。この場での「好ましい/好ましくない行動」を学習するには強化も必要です。しかし，強化ばかりでは主体性のある行動にはつながらず，現場で期待する姿にはつながらないと思います。だからこそ外発的動機づけも"使い方"が大事なのです。

外発的動機づけばかり使っていると，賞を得ること（罰を得ないこと）が最優先の目的となり，学習は二の次になるため，学習やパフォーマンスの質は低下しますから，本来は内発的動機づけが好ましいのです。しかし，まずは外発的動機づけによって行動が起きることで，結果的に本人が期待していなかった効果が得られることもあります[4]。

＊"こうなりたい"と新人が考える先輩の存在

学習意欲を構成する要素の1つに"欲求"があります[5]。新人はよく「どうやったら先輩のようになれるのだろう」と先輩の姿に憧れることがあります。自分と先輩とを比べて，まだまだだと落ち込むこともあるでしょうが，そればかりではなく，先輩のようになりたい！という新人の内側からわきあがる欲求によって，少しでも先輩の姿に近づけるように自分の能力を磨く努力をすることが少なからずあります。ですので，周りにそう思える先輩がいることはとても大切なことです。

もう1つ，先輩たちが楽しそうに，そして自ら積極的に取り組んでいる姿を見せること，看護に対する思いや大切にしていることを新人に伝えることで，新人が今までは考えたこともなかった患者の現象や看護的な視点について，興味や関心を抱く場合もあるでしょう。やる気が起きる環境の中でこそ，新人の内発的動機づけも喚起されます。新人の意欲をかき立てるこのようなかかわりは，集合研修だけではできません。むしろ日々の現場での先輩と新人とのかかわり，そして対話から生み出される効果です。

＊"できそうという感覚"の必要性

同じように学習意欲を構成する要素には，ある課題を与えられたときにその課題を効果的に解決できるという自信，全体的に自分は有能であるという"自己効力感・有能感"もあげられます[5]。

鈴木さんはAさんを受け持つことやナースコールへの対応などについて"できないかもしれない"という気持ちから，行動に移すことをためらっていました。鈴木さんが何度も「やる気がないわけではない」と言ったように，意欲がないわけではないのですが，できそうと思えないために，行動につな

がりづらかったのです。したがって、「できそうだ」という気持ちになるためのかかわりや、逆に「できないと思っているのはどうしてなのか」「どうやったら課題を達成できるのか」をともに考え、道筋を一緒に考えて、やる気に火をつけることが大切です。

> 「理解」と「支援」にもとづくOJT実行プラン

指導者のための実行プラン

- [ ] 外発的動機づけをうまく活用する
  - 内発的動機づけだけで行動を起こすのは難しいことを知る
  - 外発的動機づけは，新人を褒めて伸ばすだけの効果だけではなく，内発的動機づけにつながる可能性が高い有効な手立てであることを知る
  - 賞罰でも特に「賞」となる報酬が有効である
  - 報酬において最も効果が長続きするのは"言語的報酬"である
    →例)「大変なことをよく頑張っていますね（頑張りましたね）」
    「○○をしてもらって助かりました。ありがとう」

- [ ] 自己効力感を高めて意欲をもたせる
  - 指導者から見るとやる気が見えない場合でも，実はやる気がないわけではない可能性があることを理解し，様子だけで判断しない
  - 行動として表れずやる気が感じられないときには，何か理由があると考え，その理由を一緒に紐解く
  - やる気が起きない理由の1つには，自己効力感がもてないこともある。できそうという気持ちをもてているのか，やってみたいと思えているか尋ねてみる
  - 新人の中には失敗体験が少ない人もいるため，失敗を極度に恐れる場合がある。そのような新人には，成功できそうな目標の設定や，成功していくための道筋を一緒に考える
  - どのようにするとできるのか，それに取り組むとどうなるのか，取り組むことで何を期待しているのか，見通しと意図を伝えてや

         る気につなげる
- □ 自分自身の価値観や考えを伝え，新人の興味関心を拡大する
  - 新人が指導者の看護への考えや意識を知り，興味・関心が増大するように，あえて自分の大切にしている看護を言葉や行為で伝える

☛ 管理者のための実行プラン
- □ 新人のやる気を喚起する職場環境やかかわりを創造する
  - 新人がこうなりたいと思える先輩が職場にいるか見つめる
  - 先輩が自身のよさを伸ばせるよう，管理者はスタッフのよいところや強みを言葉にして伝える
  - 先輩自身のよさを伸ばして，新人のこうなりたい姿を随所に散りばめる

［文献］
1) 下中弘編：新版心理学事典．621-624，平凡社，1981．
2) 鹿毛雅治：学習意欲の理論．金子書房，195，2013．
3) 前掲書2），188-189．
4) 前掲書2），190-191．
5) 辰野千尋：学習意欲を高める12の方法．図書文化，15-17，2009．

おわりに

　筆者自身，新人看護師に関する研究を始めてから，10年以上が経ちました。教育ということに学生時代から無関心だったわけではありませんが，学ぶ立場だったときは，教えることにあまり意識は向きませんでした。しかし，このテーマを自分の研究テーマとして探求していこうとするきっかけになったのは，院内で看護職に対する教育を行う立場になってからでした。そこでは特に1〜2年目までの看護師の研修などに関して責任をもっていましたが，提供している研修などが本当に相手の役に立っているのだろうか，という疑問や自信のなさを感じていました。役に立つのかどうかというのは新人自身がこたえをもっているのではないか，そのためには新人を理解しないと難しいという結論に達して，研究を通して探求していくようになりました。

　研究は問題解決ではないため，研究の中では本書の特徴でもある実行プランを提供するところまでには至りません。しかし，知りえた新人の実態をなんとか現場での指導や支援に還元できないかと思っていました。多くの指導者の方に研修でお話しする機会を得てからも，指導者の方から相談を受けることも多く，現場に還元していく必要性をさらに強く感じるようになりました。単なるハウツーを伝えることには躊躇がありましたが，ハウツーを示すことだけはなく，根拠となる理論や考え方を一緒に示すことで，指導者が指導の幅を広げることができるようになるのではないか，それを形にしていきたいと考えるようになりました。

　そのようなタイミングで，医学書院の雑誌『看護管理』で連載させていただく機会を得ました。小齋愛氏には特に連載を始める前から，そして毎回の連載において，大変お世話になり，毎回，最初の読者としてポジティブなフィードバックと適切なコメントをしてくださったことに感謝しています。そして，本書を執筆していく過程では，石塚純一氏に多大なサポートをしていただきました。遅々として筆の進まないときでも，暖かく見守り，書籍として読者に届けることを意識した助言やサポートをしてくださったことには，

お礼の言葉がありません。まさに，待つかかわりをしてくださいました。

　前職で教育担当という役割を与えていただかなければ，新人看護師の教育や支援についてここまで考えることはなかったと思います。その当時は役割に押しつぶされそうになったこともありましたが，今となれば，誰もが経験する役割でもなく，この経験によって成長したと思うことも多くあります。役割を与えてくださり，当時，そして今もお世話になっている病院の方々には，本当に感謝しています。また本書は，修士論文，博士論文での研究活動がなければ，執筆することはできませんでした。指導をしていただいた日本赤十字看護大学名誉教授の濱田悦子先生と武井麻子先生には，まだまだ稚拙な内容であることをお詫びしつつ感謝いたします。

　そして何より，研究やさまざまな研修などの場で出会った新人看護師や指導者，管理者の皆さまの協力があってこそ，この本が誕生しました。本当にありがとうございます。

　これからも，新人看護師や指導者が看護実践や後輩育成を通してよりよく成長していくための探求をさまざまな視点から行い，積み重ねていきたいと考えています。

西田朋子

索引

あ

アイデンティティ 76
アンドラゴジー 53

い

言いづらいこと 28
e-ラーニング 34
一人前 139
意味づけ 12

え

エリクソン 48,76
エルダー 6

お

OJT 4,33
　──のメリット 37
オープンクエスチョン 31
怒る 15
教えづらさ 155
教えること 10,23
教えることと学ぶことの関係 ... 11
おとなの学習者 53
Off-JT 33
オリエンテーション 78

か

外発的動機づけ 162
カウンセリング 156
学習 10
　──の主体 11
学習意欲 166
学習者としての特徴 48
学習資源 12
学習速度 39

き

学習プロセス 61
価値観 89
看護実践能力 4,33
観念体系 113
カンファレンス 142

き

基礎教育 84,157
　──での学習状況 86
教育者 11
教育の主体 11
強化メカニズム 165

く

具体的経験 13
クッション言葉 30

け

経験 12,57
経験学習モデル 12
形成的評価 122
継続教育の必要性 25
現状把握 106

こ

声かけ 32
コーチング 27,49
個人の価値観 89
個人の自立 36
異なる価値観 24
言葉づかい 28
個別性 43
コミュニケーション 72
コルブ 12
根拠 115

さ, し

先を見通すちから 137
叱る 15
自己決定 55
自己効力感 131,166
自己有能感 131,166
自己評価 128,155
実践経験 37
実践的試み 13
実地指導者 4
指導経験 12
指導者 6
　──の育成 41
　──の役割 21
指導的アプローチ 87
社会化 44
社会人基礎力 90,147
シャドウイング 93
集合研修 3
主体性 145
シミュレーター 116
状況的学習論 97
省察的観察 13
職業社会化 44
職場適応 76
職場内教育 34
事例の蓄積 41
新人看護師育成 3
新人看護師研修制度 4
新人看護師の特徴 43
新人看護職員研修ガイドライン
　.......................... 14,33,43,84
新人にとっての学びの場 33
診断的評価 122
信念 89

人脈マップ 14
心理的サポート 157

す, せ

スパイラル学習 34
成功体験 150
成人学習 53
精神的な支援 25
成長発達段階 48

そ

総括的評価 122
組織社会化 44
その時々の若者の特徴 50

た

退職 17
対人関係能力 155
他者評価 128

ち

知識体系 113
チーム 147
抽象的概念化 13

つ

伝えづらいこと 28
強み 14

て

ティーチング 49
定点観測 31
できること 110

と

動機づけ 27, 160
到達目標 26
年上の新人 29

な, に, の

内発的動機づけ 163
日常業務の円滑な遂行 35
人間の発達段階 49
ノールズ 53, 55

ひ

ヒヤリ・ハット 16
評価 9, 119
　── をするちから 27

ふ

フィードバック 120, 124, 133
フォローアップ 120
部署の全体像 14
振り返っていくことができるちから
　.............................. 27
振り返り 12
プリセプターシップ 21, 69

へ

ペアリング 70
ペーシング 73
ペダゴジー 53
ベナー 139

ま

待つことのできるちから 28

み, め

学びづらさ 155
学びなおす機会 23
マニュアルの整備 41

ミラーイング 73
メンター 6, 70

も

申し送りの場 142
目標 101
目標設定 26, 106

や, よ

役割モデル 21
やる気のない新人 160
欲求 166

ら, り

ライフサイクル 49
リアリティショック 21, 44
　── の緩和 25
臨床実践能力 84
臨床判断力 142
リンデマン 53

れ, ろ

レディネス 39, 57
ロールモデル 90

わ

わかること 110